GULLIVER

967

Kristina Dunker

Ein bisschen schwanger

Roman

EIN **GULLIVER** VON **BELTZ & GELBERG**

www.gulliver-welten.de
Gulliver 967

Erstmals erschienen u. d. T. *Entscheidende Tage*
Neue Rechtschreibung
Markenkonzept: Groothuis, Lohfert, Consorten, Hamburg
Einbandgestaltung: Max Bartholl
Einbandfoto: Moni Port
Gesamtherstellung: Druckhaus Beltz, Hemsbach
Printed in Germany
ISBN 3 407 78967 X
1 2 3 4 5 10 09 08 07 06

Die letzte Nacht I

2. November

Ich muss wach bleiben. Ich habe nicht mehr viel Zeit. Das ist die letzte Nacht.

»Drüber schlafen« kann ich mir jetzt nicht mehr leisten. Jetzt sind verschlafene Minuten verschenkte Minuten. Es heißt denken … und entscheiden.

Drüben im Wohnzimmer läuft der Fernseher, aber ich weiß, dass sie nicht hinsehen. Sie reden auch nicht miteinander. Sie starren auf den Bildschirm und fragen sich, was ich wohl tue.

Manchmal steht einer von ihnen auf und blickt durch die geöffnete Wohnzimmertür über den schmalen Flur auf meine geschlossene Tür. Dann sagt der andere, ohne von der sinnlos flimmernden Mattscheibe aufzusehen: »Setz dich wieder hin.«

So verbringen sie Stunden. Vielleicht haben sie sich wie ich vorgenommen, diese Nacht aufzubleiben. Aber wahrscheinlich haben sie sich gar nichts mehr vorgenommen. Sie sind am Ende ihrer Kräfte. Jetzt starren sie nur noch.

Meine Eltern sind mir egal, sie sind keine Hilfe für mich. Nicht dass ich wütend auf sie wäre, sie sind verantwortlich für mich – aber nicht schuld an meiner Lage.

Schuld hat niemand, nicht einmal Patrick.

Ich hebe die Kaffeetasse von der Fensterbank. Wenn jede Minute zählt, sollte man wohl schnellere Bewegungen machen.

Ich aber mache es genau umgekehrt. Sehe mir die Tasse an, bevor ich daraus trinke. Natürlich benutze ich sie seit Jahren, aber jetzt heißt es, die Dinge mit anderen Augen zu sehen.

Mein Name steht auf dem Porzellan, mein Sternzeichen und meine durch die Astrologie vorbestimmten Eigenschaften. Zwillinge, heißt es da, seien empfindlich, launisch und egoistisch. Das Letzte, sagen manche, träfe besonders auf mich zu.

Auf das, was andere über mich sagen, sollte ich pfeifen.

Ich vereine so viel in mir, dass nicht mal ich selbst weiß, was ich bin.

Meine Stimme ist zum Beispiel so leise, dass meine Mitschüler schon genervt aufstöhnen, wenn mich ein Lehrer nur aufruft. Trotzdem bin ich kein schüchternes Mädchen. Wenn ich etwas will, bekomme ich es auch. Nicht immer sofort, wie die eineinhalb Jahre mit Patrick gezeigt haben. Aber irgendwann doch.

Der Kaffee ist lauwarm und schmeckt so wie die Gespräche, die ich mit meinen Eltern geführt habe: abgestanden. Stundenlang saßen wir zusammen am Küchentisch, die Luft im Raum wurde immer schlechter, meine Mutter weinte, mein Vater schimpfte und entschuldigte sich, ich sagte Ja und sagte wieder Nein. Der Kaffee stand bei solchen Gesprächen die ganze Zeit unberührt auf dem Tisch. Fliegen ertranken darin und die Milch wurde flockig. Wir machten weiter, bis wir vor Müdigkeit blinzelten und von den Stühlen rutschten.

Sie würden es auch heute Nacht fortsetzen, wenn ich sie darum bäte. Aber das habe ich nicht vor. Ich will allein sein.

Eins habe ich wirklich begriffen, in entscheidenden Situationen ist man letztendlich immer allein.

Das hört sich verdammt trübsinnig an, dabei bin ich alles andere als ein trauriger Mensch. Gut, ich träume manchmal schlecht und schreie im Schlaf. Außerdem bin ich misstrauisch, ich bin eine, die, wenn sie eine fremde Wohnung betritt, zuerst guckt, ob sich irgendwo ein Fluchtweg bietet. Auch bin ich ängstlich, jetzt in der dunklen Jahreszeit traue ich mich kaum allein vors Haus und bis zur Mülltonne. Aber dafür habe ich gute Gründe. Natürlich gehören auch Einbildung und Hysterie dazu, aber alles in allem handelt es sich um eine durchaus berechtigte Furcht.

Und als wäre das nicht genug, bin ich auch noch in einer schrecklichen Situation, ich bewege mich in einem Alptraum, dessen Höhepunkt noch auf mich wartet. Wenn ich nur daran denke, verschütte ich den Kaffee, weil ich so zittere.

Aber ich bin trotzdem ein fröhlicher Mensch!

Und ich liebe!

Ich stelle die Tasse ab, trete auf den dunklen Balkon vor meinem Zimmer hinaus und lege den Kopf in den Nacken.

In den letzten Monaten ist viel zu viel passiert. Wie Sterne leuchten manche Begebenheiten in meinem Gedächtnis auf. Wenn man ins Universum hinaufsieht, merkt man, wie weit sie weg sind. Die Sterne, die Tage, die Nächte.

Diese Nacht wird auch bald vorbei sein. Nach ihr erwartet mich eine Spritze und das, was die Mediziner »einen kleinen Eingriff« nennen.

Ich versuche mir einzureden, dass ich keine Angst habe.

Ich versuche mir einzureden, dass ich genau weiß, was ich will.

Ich muss auf jeden Fall genau wissen, was ich will.

Ich muss mich übergeben.

Würgend befördere ich den Kaffee in einen Blumenkasten. Die schönen Stauden werden den ersten Frost sowieso nicht überleben. Ich habe keine Lust, mir mit den Blumenkästen mein Zimmer voll zu stellen, nur damit sie einen Platz zum Überwintern haben. Noch einmal spucke ich, jetzt hinunter in den Garten.

So elend wie heute fühlte ich mich auch an dem Tag, an dem alles angefangen hat.

Ich will zurückgehen an diesen Anfang. Ich will eine Auszeit nehmen, wie es der Trainer beim Volleyballmatch manchmal tut. Er wendet sich an den Schiedsrichter und bittet ihn um ein paar Minuten Spiel-Unterbrechung, damit seine Mannschaft sich sammeln und untereinander besprechen kann. Der Trainer fragt die Spieler, was sie wollen. Sie wollen natürlich gewinnen. Will ich das auch? Ich habe keine Mannschaft. Und mein Spiel ist in Wirklichkeit keines.

Aber die Auszeit, die nehme ich mir jetzt.

Stumm

16. April letzten Jahres, 19 Uhr

An diesem Tag verlor ich meine Stimme. Und nicht nur die.

Meine Eltern und ich kehrten aus einem verregneten Osterurlaub in der Toskana zurück. Das Wetter in Italien war regnerisch und das Ferienhaus ungeheizt gewesen, so dass ich nach wenigen Tagen erkältet war und die restliche Zeit im Bett verbrachte, während meine Eltern herumfuhren und sich alte Kirchen ansahen.

Es war meine letzte gemütliche Zeit. Lesen, Träumen, Dösen in einem historischen Gemäuer, das meine Eltern als stilechte Unterkunft ausgewählt hatten. Tagsüber hatte ich meine Ruhe, abends bekochten und umsorgten sie mich, fütterten mich mit Pasta und peppelten mich mit Rotwein auf. Ich war zwar schon groß, gleichzeitig aber noch Kind.

Auf der Rückfahrt wurde ich heiser, bekam kein Wort mehr heraus und protestierte nicht einmal gegen die Halswickel, die meine Mutter mir anlegte. Ich trug sie noch, als wir am frühen Abend wieder in unsere heimatliche Straße einbogen.

Hier war das Wetter schön, der erste warme Tag des Jahres. Meine Clique hatte sich wie so oft vor unserem Haus getroffen: Tim und Till (sie haben nicht nur ähnliche Namen, sie sehen auch wie Brüder aus) schossen abwechselnd einen Tennisball vor das Garagentor der Przybyllas (die offensichtlich in Urlaub waren, sonst hätten sie das nie erlaubt); Sonja saß rauchend und mit übereinander geschlagenen Beinen auf den Treppenstufen und tippte auf ihrem Handy herum; Melanie hatte sich ihrem fünf Jahre älteren Bruder Torsten um den Hals gehängt und redete mit einem Jungen in Torstens Alter, den ich nicht kannte. Sie waren fertig zum Aufbruch: Torsten, der gerade sein erstes Auto geschenkt bekommen hatte, spielte auffordernd mit dem Zündschlüssel herum, Sonja hatte ihre braune Haarmähne hochgesteckt und dick Make-up aufgelegt, und Melanie nutzte das warme Wetter, um endlich stolz das keltische Ornamental-Tattoo auf ihrem Rücken zur Schau zu stellen. Die Einzigen, die wie immer nicht mit der Mode gingen, waren Tim und Till, die in ihren ausgewaschenen Jeans und einfach bedruckten Werbe-T-Shirts des Handballvereins auch in diesem Jahr noch wie zu lang und zu schlaksig geratene Kinder wirkten, und natürlich ich.

»Hey Linda, du kommst genau rechtzeitig zum Abschluss der Osterkirmes!«, rief Melanie, als wir ausstiegen, um im gleichen Moment kreischend hinzuzufügen: »Wie siehst du denn aus!«

Ich griff an meinen Hals, um mir den gruseligen Wust aus Geschirrtüchern und Schals herunterzuziehen, aber es gelang mir nicht gleich, außerdem bekam ich kein Wort heraus, röchelte nur.

Natürlich war das Gelächter groß, und während ich selbst krächzend und mit tränenden Augen versuchte mitzulachen, fing ich den Blick des fremden Jungen auf. Seine großen blauen Augen spiegelten mehr als Amüsiertheit, Erstaunen und normale Neugierde, sie verrieten mir vom ersten Moment an, dass er Interesse an mir hatte, und der Urlaub, die Zeit mit den Eltern, das Vor-sich-hin-Dösen und Tagträumen der letzten vierzehn Tage, schien mir plötzlich weit weg und definitiv zu Ende.

»Ich habe die Stimme verloren«, flüsterte ich mühsam, »und ihr wisst ja, meine Mutter steht auf alte Hausmittel: feuchte Trockentücher.«

»Feuchte Trockentücher?«, wiederholte der Junge und trat näher. »Hört sich irgendwie schräg an. Gibt's das überhaupt? Aber egal, das Teil steht dir, siehst süß aus.«

Er berührte mit zwei Fingern meinen Halswickel und ich lächelte ein mattes Grippelächeln, ein letzter heißer Fieberschwall schoss mir ins Gesicht, oder war es Verlegenheit?

»Ich bin Patrick. Schade, du kannst bestimmt nicht mit zur Kirmes kommen, oder doch?«

Ich öffnete den Mund, aber es kam kaum ein Ton heraus.

»Sie geht gleich mit rauf und ins Bett!«, kommandierte meine Mutter, die mit meinem Vater die Taschen aus dem Kofferraum zum Haus trug.

»Ach bitte, Frau Maschewski!«, rief Melanie. »Wir haben uns so lange nicht gesehen und heute ist doch der letzte Tag! Torsten und Patrick nehmen uns im Auto mit, wir müssen nicht mal groß laufen und bleiben nur bis zum Ende des Feuerwerks, okay?«

Meine Mutter schüttelte den Kopf, ich sah sie bittend an. Ein Gang über die Kirmes mit meiner Clique war jetzt genau das, was ich brauchte, um mich wieder lebendig und zu Hause zu fühlen.

»Es geht mir gut bis auf die Heiserkeit. Ich habe doch den ganzen Tag im Auto geschlafen, Mama.«

»Linda, du bist noch krank, du kannst kaum sprechen, was ist, wenn du zusammenklappst?«

»Ich verspreche Ihnen, ich passe auf sie auf, Frau Maschewski«, sagte Patrick und lächelte meiner Mutter zu. »Torsten und ich können sowieso nicht so lange bleiben, wir haben nächste Woche Abi-Prüfungen. Und wird man nicht gerade dadurch gesund, dass man nicht zu lange im Bett bleibt? Das ist das Hausmittel, das ich kenne.«

Meine Mutter wurde verlegen, versuchte es zu überspielen und drehte sich Rat suchend zu meinem Vater um. Patrick streckte ihm die Hand hin und stellte sich vor, auch bei meiner Mutter holte er es schnell nach. Und zu meiner Verblüffung warf mir mein Vater diesmal nicht vor, mich vor dem Auspacken drücken zu wollen, sondern stellte sich auf meine Seite. »Sie hat vom Urlaub kaum etwas gehabt. Lass sie mitgehen, Annette!«

So kam es, dass ich nach vierzehn Stunden Autofahrt gleich wieder auf einem Rücksitz Platz nahm. Melanie setzte sich neben mich und jammerte über die angeblich langweiligsten Ferien ihres Lebens: »Alle waren weg, nur ich hab hier rumgehockt und durfte nicht mal laut Musik hören, weil Torsten lernen musste!«

Dabei wurde sie von Sonja, die sich auf dem Beifahrersitz im Schminkspiegel betrachtete und ununterbrochen an ihrer Frisur herumzupfte, noch angestachelt: »Meine Schwester und ich haben auf Ibiza die beste Disco der Welt entdeckt, nur supergeile Drinks, tolle Musik und Jungs, Melli, Jungs: braun gebrannt und muskulös, die kannst du hier lange suchen!«

Patrick und ich beteiligten sich nicht an der Unterhaltung. Ich, weil ich nicht konnte, und er, weil er die ganze Zeit damit beschäftigt war, mich im Rückspiegel anzusehen.

Gekrallt

16. April letzten Jahres, 20 Uhr

Das Karussell hatte die Form eines aus dem Boden ragenden Greifarms mit riesiger Klaue, an deren gekrümmten Stahlfingern die Gondeln befestigt waren. Während wir in der Warteschlange an der Kasse standen, musste ich an alte Autos denken, die vom Greifer in die Schrottpresse befördert werden sollten.

Patrick sah verdammt gut aus. Seine braunen Haare hatte er mit blonden Strähnchen aufgepeppt, er war so braun gebrannt und muskulös, wie Sonja es von einem Jungen forderte, er war außerdem älter und seine Augen hatten etwas Bestechendes. Er blickte wieder zu mir herüber, forschend verliebt, hochmütig verliebt, verliebt ohne Lachen, verliebt ohne Wärme und gleichzeitig wahnsinnig echt und anziehend, und sagte, er werde den drei Damen zur Feier des Tages diese halsbrecherische Fahrt ausgeben. Melanie und Sonja freuten sich, Tim und Till maulten, so dass Torsten sich genötigt sah, seinerseits die beiden Jungs einzuladen.

Wir standen in der Warteschlange dicht nebeneinander, als Patrick das Eintrittsgeld auf die Theke zählte. Seine Hände waren groß und ein wenig behaart, die Finger schnell und kräftig wie die eines Pianisten. Er war nicht tätowiert oder auffallend modisch angezogen, eher sportlich teuer. Außerdem roch er gut. Ein Aftershave, dem die Duft-Designer bestimmt literweise sexuelle Lockstoffe aus dem Tierreich beigemischt hatten.

Ich war mir keineswegs sicher, ob der Greifer jetzt das Richtige für meine Gesundheit war, ich fühlte mich noch reichlich schwach von der Grippe, zudem waren meinem empfindlichen Magen die Medikamente nicht bekommen und mein Kreislauf war auch nicht gerade in Hochform.

Patrick schien meine Gedanken lesen zu können. Er legte den Arm um mich: »Wir setzen uns zusammen. Falls dir schlecht wird.«

Ich lächelte vage und registrierte mit einer Mischung aus Stolz und Schrecken den einvernehmlichen Blick, den sich Sonja und Melanie zuwarfen: »Sieh an, unsere Linda, kaum zu Hause, angelt sie sich den größten Fisch.«

Meine Freundinnen stiegen zusammen mit Torsten in eine Gondel, die der unseren gegenüberlag, und während Leute um uns herumliefen, laute Musik lief, Patrick redete, Tim und Till neben uns in ihrer Gondel herumalberten, versuchte ich vergeblich zu verstehen, was die Mädchen sagten. Melanie war ein Ass im Lästern. Sosehr ich sie mochte, so gerne ich mit ihr über meine Mitschüler redete, so lustig ich ihre oft fiesen Kommentare über andere Menschen fand, so sehr fürchtete ich auch, selbst mal zur Zielscheibe zu werden. Jetzt guckten sie beide herüber und genau in diesem Moment legte Patrick seine Hand auf meine.

»Gefällt dir so was auch?«, fragte er.

Ich erschrak. Erstens hatte ich ihm nicht zugehört, hatte keinen Schimmer, wovon er gesprochen hatte, zweitens grinste Sonja jetzt, während Melanie, die noch nie einen Freund gehabt hatte und darunter ziemlich litt, unwillig und eifersüchtig ihr Gesicht verzog, und drittens hob der Greifer uns mit einem Ruck hoch in die Luft. Der Haltebügel, der im Moment des Starts vor meinen Bauch schnellte, quetschte meinen Magen zusammen, ich schnappte nach Luft und kniff die Augen zusammen: zu spät. Es begann, als die Gondel in abgehackter Wellenbewegung wieder nach unten sackte, es war, als sei das Gefährt extra dafür konstruiert, den Magen in Brechkonvulsionen zu versetzen, bei jedem hoppeligen Stoß stieg mir die fade Kartoffelsuppe, die ich auf einem Autobahn-Rastplatz gegessen hatte, höher in den Hals, mit jedem über Lautsprecher hervorgebrüllten »Jetzt: ja!« des Karussell-Animateurs jagte der Pegelstand in meiner Speiseröhre nach oben, und als die Lautsprecherstimme röhrend verkündete: »Uuuuund festhalten! Jetzt geht's richtig rund!«, schwappte mir die Suppe in den Mund.

Verzweifelt presste ich die Zähne aufeinander, versuchte krampfhaft mir die Hand vor den Mund zu halten und gleichzeitig zu sehen, ob es vielleicht irgendwann einen Moment gab, in dem ich den Mund öffnen konnte, ohne Gondeln und Menschen unter mir zu treffen.

Keine Chance. Der Greifer hatte seine vorläufige Reiseflughöhe erreicht, er zog über dem Kirmesplatz in seinen schauderlich schwammigen Bewegungen Kreise, und durch die Tränen, die mir vor Anstrengung in die Augen traten, erschienen mir all die Wunder des Lebens: rosa Stoffschweine mit prallen, aufgenähten Brüsten, echte Mädchen, deren Speckrollen ungebremst aus der Nacktzone zwischen Hosenbund und Top herausquollen, torkelnde, rülpsende Männer, die sich mit der einen Hand an den Plastiktheken der Bierstände festhielten und mit der anderen nach den Speckrollen griffen, aufgeplatzte Bratwürste in bleichen Brötchen, schrumpelige Pilze in brauner Soße, drei Tage alte Kartoffelsuppe mit ranzigem Speck …

Da war mir alles egal.

Nachher war es mir nicht einmal peinlich. Selbst zum Schämen, Weglaufen, Verstecken hatte ich keine Kraft mehr.

Und als Patrick mir mit seiner großen Hand über den zuckenden Hinterkopf streichelte und Melanie und Sonja losschickte, um eine Flasche Wasser zu besorgen, war ich ihm dankbar dafür.

»Du Arme. Es tut mir Leid, dass es dir so schlecht geht. Soll ich dich nach Hause bringen? Ich hab doch deiner Mutter versprochen, auf dich aufzupassen.«

»Geht schon wieder«, hustete ich heiser und setzte mich auf die Anhängerkupplung eines Wohnwagens.

Tim und Till war das Ganze peinlich, sie standen etwas abseits von mir herum, warfen unsichere Blicke auf die vorbeigehenden Menschen und hofften wahrscheinlich, dass niemand sie erkennen und mit mir in Verbindung bringen würde. Torsten war losgegangen, um seine Freundin, mit der er sich verabredet hatte, zu holen.

Patrick hockte sich vor mich, strich mir zärtlich übers Gesicht. »Du bist ganz blass. Ich kann dich nach Hause fahren, kein Thema. Es macht mir nichts aus, wenn ich das Feuerwerk verpasse, die anderen kann ich nachher noch abholen. Hm, was meinst du?«

Ich nickte matt.

Auf dem Rückweg schlief ich fast ein. Im Radio lief Kuschelmusik, Patrick summte, seine Hand berührte meine beim Schalten.

»Danke«, flüsterte ich, als wir vor unserem Haus hielten.

»Gern geschehen.« Patrick grinste. »Warte, ich bring dich noch zur Tür.«

Er stützte mich, als wäre ich eine Schwerkranke. Seinen Arm hatte er noch um mich gelegt, als mein Vater öffnete.

»Oh, schon wieder da?«

»Die anderen wollten ja, dass sie noch zum Feuerwerk bleibt, aber ich dachte, Ihre Frau hat Recht: Linda gehört ins Bett.«

Mein Vater nickte. »Das ist vernünftig.«

»Ich ruf dann in den nächsten Tagen mal an, wie's ihr geht«, sagte Patrick noch, strich mir zum Abschied über die Wange und verschwand.

»Netter Junge!«, sagte mein Vater anerkennend und lächelte auf die gleiche Art und Weise, wie Melanie und Sonja es getan hatten.

Fest

30. Mai letzten Jahres

Natürlich hielt Patrick sein Versprechen und rief ein paar Mal an, die Liebeserklärung erhielt ich aber erst zwei Wochen später.

In der Zwischenzeit hatten wir uns wiederholt gesehen, nie allein, immer mit der Clique. Patrick hatte, obwohl er ja fünf Jahre älter war und Torsten sich bald wieder ganz von uns Jüngeren zurückzog, Interesse daran, mit uns zusammen zu sein. Ich ahnte wohl, dass ich der Grund für dieses Interesse war, wollte es aber anfangs nicht wahrhaben.

Es war eine zwiespältige Sache, ich mochte ihn und fühlte mich durch seine Aufmerksamkeit bestätigt, wollte mich aber gleichzeitig nicht von Melanie und Sonja entfernen, wollte weiter mit Tim und Till balgen, ohne eifersüchtige Blicke von ihm zu kassieren, wollte weiter mit meinen Freundinnen tuscheln und kichern, ohne von ihm neugierig darüber ausgefragt zu werden.

Er brauchte mich nur einmal anzusehen, und schon ließ ich

Tills Kappe, die ich ihm gerade im Spiel vom Kopf gerissen hatte, freiwillig los, und wenn Tim mich fünf Minuten später zum Spaß in den Schwitzkasten nehmen wollte, wie er es schon hunderttausend Mal gemacht hatte, schrie ich auf und fuhr ihn an, er solle den Kinderkram gefälligst sein lassen.

Meine Freunde kapierten wohl schon lange vor mir, dass ich zu ihm gehörte.

Aber zu Sonjas vierzehntem Geburtstag am 30. Mai letzten Jahres war er nicht eingeladen. Anders als Till, Tim und Melanie mochte sie ihn nie besonders. Trotzdem muss Patrick, vielleicht von einem der Jungs, von ihrem Fest erfahren haben, denn er kam überraschend in das Spaßbad, in das sie uns zur Feier des Tages eingeladen hatte. Ohne von uns, die wir im Wasser herumalberten und mit uns selbst beschäftigt waren, bemerkt zu werden, bereitete er seinen Überraschungscoup vor.

Wir sahen erst auf, als es einen Tumult gab. Einige Badegäste schimpften, andere lachten und klatschten Beifall. Ich verstand zunächst gar nicht, was los war. Was trieb da auf der Wasseroberfläche auf uns zu? Ein rosafarbenes Gummiboot mit Fahne? Eine herzförmige Luftmatratze? Eine Badeinsel als Serviertablett?

Es war eine Mischung aus allem. Und es war wirklich wunderschön. Eine große, aufblasbare Badeinsel in Herzform, auf ihr ein Tablett mit einer roten Rose, ein paar brennenden Teelichtern, einem Teller mit Schokoladenherzen und einer hochgestellten, selbst gebastelten Fahne. »Linda, ich liebe dich«, stand in roten, geschwungenen Buchstaben darauf.

Ich war sprachlos, auch noch, als er mich küsste. Melanie war begeistert und machte Fotos, Till und Tim stürzten sich gierig auf die Schokolade, nur Sonja war die Einzige, die sich nicht freute. Es war ihr Geburtstagsfest und nun wurde ihr die Show gestohlen.

Verständlicherweise hatte sie nichts dagegen, als Patrick sie nach dem Schwimmen fragte, ob es ihr recht sei, dass wir nicht mit zu ihr zum Pizza-Essen kommen, sondern stattdessen allein etwas unternehmen würden.

»Von mir aus, ich lege keinen Wert auf euch!«, sagte Sonja und sah mich so giftig an, dass mir gar nichts anderes übrig blieb, als mich gegen das Pizza-Essen mit den Freunden und für den Abend mit Patrick zu entscheiden.

Außerdem hatte Patrick sich ja wahnsinnig Mühe gegeben, ich war gerührt und geschmeichelt, ich durfte ihn wohl kaum abblitzen lassen.

Mein erstes Date erlebte ich also mit einer Mischung verschiedenster Gefühle. Ich war stolz, als ich das zusammengefaltete Badeinselherz, die Rose und die Fahne in die Umkleidekabine schleppte und die neidischen Blicke der anderen Mädchen sah. Ich war begeistert, als er vor den Drehtüren auf mich wartete und sagte, ich hätte ja noch ganz nasse Haare, ich solle aufpassen, dass ich mich nicht erkälte. »Sonst kommt deine Mutter wieder mit den feuchten Trockentüchern!«

Ja, als wir dort im Vorraum des Schwimmbads standen, uns kaputtlachten und die Leute uns amüsierte Blicke zuwarfen, war ich glücklich.

Aber als die anderen von Sonjas Eltern abgeholt wurden und mir durchs Autofenster noch einmal zuwinkten, dort im kühlen Maiwind auf dem Parkplatz vorm Schwimmbad, mit den nassen Haaren, mit der Liebesfahne in der Hand, da fühlte ich mich plötzlich furchtbar allein gelassen. Über uns riss der Himmel auf, weiße Kumuluswolken mit blauen Löchern, Fernwehstimmung, aber doch eine, die einen ganz schwach macht.

»Was machen wir jetzt?«

Patrick legte den Arm um mich, spürte mein Zittern.

»Du hättest dir doch die Haare föhnen sollen.«

»Nee, schon gut.«

»Hast du Hunger? Sollen wir auch eine Pizza essen gehen? Nur wir zwei? Ich lade dich ein.«

Ich nickte, mir fiel kein anderer Vorschlag ein, außer dass ich am liebsten ein paar Mal um den künstlichen Stausee, an dem das Spaßbad lag, herumgerannt wäre. Aber erstens hätte ich Patrick dafür wohl kaum begeistern können und zweitens hätte ich es sowieso am liebsten allein gemacht.

Also aßen wir Pizza, gingen in das Restaurant, das ich seit Jahren regelmäßig mit meinen Eltern besuchte. Die Kellner kannten mich, grinsten und sahen Patrick neugierig an. Ihm schien das zu gefallen, mir war es eher unangenehm. Die neue Situation passte mir noch nicht, ich fühlte mich hier einfach noch zu sehr wie ein Kind, das mit seinen Eltern am Tisch sitzt und sich langweilt, wenn der Vater das Thema auf die Steuererklärung oder die neue Krankenversicherung bringt.

Die Pizza war gut, es war die, die ich immer esse, aber an diesem Tag erschien sie mir viel zu groß und zu mächtig, ich hatte das Gefühl, mein Magen sei geschrumpft und weigere sich, jeden weiteren Bissen anzunehmen. Ich schnitt die Stücke kleiner, trank Wasser, versuchte, mich daran zu erinnern, wie groß mein Hunger sonst immer nach einem Schwimmbadbesuch war, und nicht daran zu denken, dass meine Freunde jetzt einträchtig bei Sonja saßen und ebenfalls Pizza aßen, während ich hier das Gleiche tat und ihnen ferner war als je zuvor.

»Schmeckt's dir nicht? Möchtest du vielleicht was anderes bestellen?«

Ich schüttelte den Kopf, er grinste, ich wich seinem Blick aus, er legte seinen Kopf auf die Seite, ich verbarg mein Gesicht mit den Händen, er legte seine Hände auf meine.

»Ich freu mich, dass du mitgekommen bist.«

Noch nie hatte sich jemand so um mich bemüht, noch nie hatte jemand etwas Vergleichbares zu mir gesagt.

15 Monate

30. Mai letzten Jahres – 30. August dieses Jahres

Unser gemeinsames Pizza-Essen an jedem 30. des Monats, dem Tag, an dem unsere Beziehung begann, wiederholten wir vierzehn Mal. Dreizehn Jahre alt war ich, als ich Patrick kennen lernte, fünfzehn, als ich ihm zum ersten Mal sein Ritual verweigerte, am 30. August diesen Jahres.

Dazwischen lagen viele schöne Momente: Zelturlaub mit ihm und der Clique in Holland, Ausflüge in die Nachbarstädte, Discobesuche, Kinostunden und Videonächte, in denen wir alle zusammengekuschelt auf einer Couch lagen. Zweimal feierten wir meinen Geburtstag, zweimal übertraf er sich mit seinen Überraschungen, das erste Mal schrieb er mir ein Lied und trug es vor allen vor, das zweite Mal organisierte er ein komplettes Kostümfest und sorgte sogar dafür, dass auch Sonja, die stets Distanz zu ihm hielt, verkleidet erschien und an den Spielen teilnahm, die er sich ausgedacht hatte.

Sonja war die Einzige, die fand, seit Patrick mit zu unserer Clique gehöre, sei es nicht mehr so schön wie früher. Mit mir könne man gar nicht mehr reden, und Melanie könne es nicht abwarten, so schnell wie möglich auch einen festen Freund zu bekommen.

Dabei war Melanie gar nicht so eifersüchtig, wie ich es zunächst befürchtet hatte. Zumindest zeigte sie es nicht, denn sie war sich der Vorteile bewusst, die ihr meine Verbindung mit Patrick brachte. Wenn Patrick abends in die Disco wollte, nahm ich Melanie grundsätzlich mit. Ihm sagte ich, meine Eltern würden es nicht erlauben, wenn ich ohne Freundin ginge. Das stimmte aber nur zum Teil. Der andere Grund war, dass ich mich einfach sicherer fühlte, wenn sie und am besten noch der ganze Trupp dabei waren. Till und Tim waren so naiv und schwer von Begriff, sie kapierten einfach nicht, dass Patrick mit uns die dunkleren Ecken aufsuchte, um mich dort in Ruhe küssen zu können, und nicht, um dort ihre neuen Handys zu bewundern, die man in der Dunkelheit wie einen Regenbogen zum Leuchten bringen konnte.

»Gleichaltrige Jungs sind so zurückgeblieben! Die entwickeln sich überhaupt nicht!«, lästerte Melanie, sie lachte sich kringelig, wenn Patrick mit mir raufte und Tim und Till dazukamen, um mitzumachen. »Wenn du den Kindergarten nicht abschaffst, bist du ihn bald los!«, prophezeite sie mir, und ich lachte mit, unsicher, ob ich ihn nicht insgeheim vielleicht sogar loswerden wollte.

Im Hinblick auf unsere sexuellen Wünsche waren Patrick

und ich uns nämlich nicht wirklich einig. Er wollte so schnell wie möglich mit mir schlafen, ich war mir ab einem gewissen Moment nicht mehr sicher, ob ich mein erstes Mal ausgerechnet mit ihm erleben wollte.

Die ersten Zweifel kamen mir am 22. Februar dieses Jahres. Es war Samstagmorgen, wir hatten seine Großeltern – bei denen er wohnte, weil er sich mit seinem Vater nicht verstand – gerade zum Bahnhof gebracht.

Anschließend fuhren wir zu ihm.

Wie immer parkte Patrick direkt vor dem Haus, obwohl es dort verboten war und die Parkplätze sich nur wenige Meter entfernt befanden. Er bezeichnete das als »Service für seine Liebste«. Ich denke: Er war schlicht zu faul, die zehn Meter zu laufen. Wie immer hatten wir die Fenster des Wagens geöffnet, die Musikanlage war an, gerade laut genug, um sich nicht mehr unterhalten zu können. Wie immer waberte aus irgendeinem geöffneten Küchenfenster der Dunst von gebratenem Schweinebauch.

Nur eines war nicht wie immer: Sein Opa saß nicht wie sonst am Wohnzimmertisch und vertilgte seine tägliche Fleischportion, die Oma stand nicht in der Küche und studierte die Bild-Zeitung. Gegen die beiden war an sich nichts zu sagen, sie hatten Patrick ein Zimmer zur Verfügung gestellt, sie waren freundlich zu mir und schenkten mir sogar eine Kleinigkeit zu Weihnachten. Dass der Opa Pornofilme mochte, eine ziemliche Sammlung davon besaß, sie offen in einem Fach des Wohnzimmerschranks lagen und die Oma sie regelmäßig abstaubte, hatte ich bis dahin stillschweigend zur Kenntnis genommen.

Jetzt waren wir zum ersten Mal ungestört, die Wohnung gehörte uns allein. Perfekt für Verliebte!

An Patricks Fenster blinkten noch bunte Weihnachtslämpchen. Rot-gelb-grün, rot-gelb-grün, wie eine Verkehrsampel. Sie waren das einzig Farbige im Raum, mit Ausnahme der Kabel, Stecker und Platinen, die er für seine Computer-Bastelarbeiten brauchte.

Wir lagen in seinem Bett. Die Wäsche war rein weiß wie in einem Krankenhaus. Das Wetter war trübe und regnerisch. Die Atmosphäre im Raum grau, grauer Himmel, graue Computer. Wir waren angezogen unter die Decke gekrochen. Meine Füße waren kalt, die Socken klamm, ich war draußen versehentlich in eine Pfütze getreten.

Patrick war euphorisch. Er plante unser Wochenende. Ich sollte meine Eltern fragen, ob ich bei ihm übernachten dürfe. Ich würde am 8. Juni fünfzehn, wir waren neun Monate zusammen, da müssten sie's wohl mal so langsam erlauben. Er wollte ein Fest mit mir feiern. Für uns beide kochen. Kerzen anzünden. Ganz viele. Die sollten die ganze Nacht brennen. Und die ganze Nacht sollten wir miteinander schlafen.

Ich kannte inzwischen seine Ideen, er machte immer alles auf besondere Art und Weise, nichts einfach so. Seine Kreativität mochte ich, sie hatte mich immer wieder fasziniert. Aber jetzt bekam ich zum ersten Mal Angst vor ihm. Es war gar nicht unbedingt so, dass ich keine Zärtlichkeit von ihm wollte. Natürlich war es aufregend, seine Hand auf meiner engen Jeans zu spüren, ihrem Weg vom Knie über den Oberschenkel bis zwischen meine Beine zu folgen. Sie war heiß und zittrig und meine Haut vibrierte von ihr. Aber zum einen ging mir vieles einfach zu schnell, ich war noch ein richtiges Kind gewesen, als ich Patrick kennen lernte, und obwohl ich mich jetzt schon erwachsener und reifer fühlte, hatte ich ihm bis dahin noch nicht erlaubt, mich ganz auszuziehen.

Zum anderen war es sein plötzlicher tiefer Ernst, seine dramatische Symbolik, seine ständige, beschwörende Wiederholung des in meinen Ohren grauenhaft klingenden Satzes »Alles muss perfekt sein, wenn ich dich entjungfere«. Mich überlief eine Gänsehaut nach der anderen, ich spürte, wie mein Herzschlag sich beschleunigte, wie ich unter der dicken, weißen Daunendecke Angst hatte zu ersticken, ich fuhr hastig auf, befreite mich von Decke und Patrick, schlüpfte in meine Turnschuhe und keuchte, ich müsse gehen.

»Aber warum denn?« Er ergriff meinen Arm. »Was ist los? Wir haben doch gerade mal elf Uhr, wir …«

»Ich will nach Hause!« Ich schüttelte ihn ab, öffnete die Zimmertür, stürzte in den engen Flur.

»Linda, ich fahr dich jetzt nicht, wir haben abgemacht, dass wir erst am Nachmittag zu dir fahren!«

»Dann geh ich eben zu Fuß.« Ich war schon an der Wohnungstür, öffnete sie. Im Hausflur roch es nach Putzmitteln, Werbung lag auf der Fußmatte. Bloß raus!

»Du kannst mich doch nicht einfach so ohne Erklärung sitzen lassen!« Patrick rief hinter mir her, seine Stimme hallte durch das Treppenhaus, eine Wohnungstür knallte, ich wusste nicht, ob es seine war, ich nahm immer drei Stufen auf einmal.

Zunächst folgte er mir nicht. Ich nahm den Fußweg durch die Siedlung im Laufschritt, die Busse kamen immer um 27, mit etwas Glück würde ich den nächsten erreichen. Doch als der Bus an der Haltestelle hielt und ich schon einsteigen wollte, merkte ich, dass ich in der Eile mein Portemonnaie in Patricks Zimmer vergessen hatte. Haustürschlüssel und Handy waren auch noch da. Ich fluchte, stieg nicht in den Bus, sondern setzte mich in das Haltestellenhäuschen. Als ich sah, wie meine Knie zitterten, fing ich an zu heulen.

Ein paar Minuten später hielt Patricks Wagen an der Straße. Er sprang heraus, nahm mich in die Arme, heulte auch und versicherte mir hunderttausendmal, dass er mich nicht habe verletzen wollen, dass er es doch nur gut gemeint und nicht gewusst habe, wie er sich ausdrücken solle.

»Mein Mäuschen, ich verspreche dir, dass ich nichts tue, was du nicht auch willst. Ich will es uns doch ganz schön machen, ganz besonders und unvergesslich schön. Wir machen alles ganz langsam, ja?«

Ich dachte, dass ich langsam zusehen musste, von ihm wegzukommen. Aber ich war einfach zu fertig, zu schwach, zu feige, zu gutgläubig und ließ mich von ihm in seinem Auto nach Hause fahren.

Und Patrick dachte natürlich erst recht nicht an Trennung. Er wünschte sich ein Leben mit mir.

Das eröffnete er mir am 30. April. Es war der erste warme Tag des Jahres, ideal für einen Ausflug mit der Clique.

»Zehn Kinder, Linda, wünsche ich mir von dir! Mit denen fahren wir um die ganze Welt! Ich entwerfe Computerteile und wir …« Patrick lag neben mir auf der Wiese am Stausee, zeichnete mit den Armen Figuren in die Luft.

In den Wochen davor hatten wir uns wenig gesehen. Zuerst

hatte ich mal wieder eine Grippe gehabt und die Wohnung nicht verlassen. Zwar kam Patrick fast jeden Tag zu Besuch, aber einen Aufenthalt mit mir in der leer stehenden Wohnung seiner Großeltern konnte er abhaken. Ich war offiziell erst wieder gesund, nachdem die Kur seiner Großeltern zu Ende war. Während ich krank war und im Bett lag, stand die Tür zu meinem Zimmer fast immer offen, meine Eltern hatten diesen Wunsch geäußert und ich nichts dagegen gehabt, nachdem er mit seiner Hand gleich bei seinem ersten Krankenbesuch in Anwesenheit meiner Mutter unter meine Bettdecke gefahren war und außerdem vorgehabt hatte, sich zu mir zu legen.

Im April hatte er Prüfungen an der Uni und ausnahmsweise mal lernen müssen, in Mathe und Informatik war er sonst so gut, dass er den Stoff auch verstand, wenn er nur die Hälfte der Vorlesungen besuchte.

Jedenfalls waren wir in diesem Moment eigentlich zum ersten Mal seit dem Vorfall in der Wohnung der Großeltern so richtig allein. Die Clique war aufgebrochen, um für ein Picknick einzukaufen. Die frisch gemähte, leicht feuchte Liegewiese am künstlichen See hatte außer uns noch keiner betreten. In einiger Entfernung saßen zwei Mütter mit Kinderwagen und ein Rentnerehepaar auf den Bänken am Ufer, aber sie drehten uns den Rücken zu und blickten in Richtung See.

Patrick hatte eine orangefarbene Wolldecke mitgebracht. Ich lag auf der Seite, ihm zugewandt. Noch mochte ich sein Gesicht, die Bartstoppeln, die blauen Augen, auch die Träume, die er hatte, die Luftschlösser, die er baute. Mit phantasielosen Menschen kann ich nichts anfangen. Patrick schwärmte von einem Wohnmobil, in dem er später mit mir und unseren zehn

Kindern durch die USA fahren wollte. Er richtete es innen ein, beschrieb die Kinder, die gleich Englisch lernen sollten und denen es an nichts mangeln würde, denn er würde alle technischen Notwendigkeiten in das Riesenwohnmobil einbauen: CD, DVD, PC, Internet, Fernseher mit Großleinwand, Mikrowelle, Spülmaschine, Waschmaschine, Trockner …

Ich hörte nicht mehr zu und beobachtete lieber ein Insekt, das sich durch den Wald aus Grashalmen kämpfte.

Plötzlich hatte ich seine Finger in meiner Hose.

»Hey!«

»Was denn, sieht doch keiner!«

Patrick rutschte dicht an mich heran, sein rechter Arm lag über meiner Hüfte und hielt mich an sich gedrückt, mit seiner linken Hand zog er mir vorsichtig den Slip herunter.

»Wenn die anderen auftauchen, sehe ich sie sofort. Keine Bange.«

»Ich will das nicht.«

»Doch. Du hast nur Angst, dass uns jemand erwischt.« Patrick flüsterte in mein Ohr. »Wir waren so lange nicht mehr allein. Ich hab Sehnsucht nach dir. Die musst du doch auch haben.«

»Du weißt, dass ich nicht die Pille nehme!«

»Na und! Bleib locker! Passiert doch nichts!«

Er tastete sich vor. Er war mein Freund, wir waren zusammen. Alle, die in meiner Klasse etwas auf sich hielten, hatten es schon getan. Melanie redete sich raus, indem sie behauptete, nur wegen ihrer schlimmen Akne keinen Freund zu bekommen und sonst aber schon lange, lange einen hätte; Sonja gab an, ihre Erfahrungen angeblich in verschiedenen Urlauben gemacht zu haben, und zeigte als Beweis schmalzige Liebesbriefe, die sie an ihre fernen Urlaubslieben schicken wollte.

Ich war mit Patrick aus dem Schneider, aber im Verborgenen war und blieb ich einfach ein Spätzünder. Ich hatte einen Freund und ließ ihn gleichzeitig nicht an mich heran. Wenn Patrick frei hatte, wurde ich von ihm mit dem Auto von der Schule abgeholt und die Mitschüler bekamen Stielaugen, aber wenn er dann zu sich fahren wollte, weil die Großeltern mal wieder unterwegs waren, täuschte ich Hausaufgaben, Kaffeetrinken bei Oma oder eine Verabredung mit der Clique vor.

Mir blieb der Atem weg. Patricks Streicheln, Patricks Nähe, Patricks Duft, Patricks Wärme, Patricks Wille waren anmachend, den Verstand ausschaltend, einen Sog entwickelnd, lähmend und aktivierend zugleich, ich wollte aufspringen und fliehen, aber dann doch nicht sofort; ich wollte mich von ihm trennen, ich hielt ihn gewissermaßen für verrückt, ja wirklich für krank, aber gleichzeitig kannte und mochte ich ihn, keine Frage eigentlich, ich blieb noch, noch ein bisschen und der Erdboden drehte sich, es roch nach nassem Gras, Patrick duftete nicht, er roch auch nach dem Gras, er flüsterte in mein Ohr, er nuschelte, ich verstand die Worte nicht, ich ließ mich gehen, es geschehen, es war Petting und es war okay, es musste so sein, alle taten es, und ich gehörte schon ein bisschen zu ihm. Ich blieb und er flüsterte immer heftiger seine Worte in mein Ohr und da verstand ich sie dann doch, riss mich los, sprang auf und zog mich hektisch an.

Er blieb mit ausgebreiteten Armen auf der Decke liegen. »Du bist gemein«, sagte er matt, »du hörst immer auf, wenn's spannend wird.«

»Und du bist nicht ganz dicht!«

Er lächelte selig. »Ich liebe dich, Linda. Ich will mein ganzes Leben mit dir verbringen. Wie kann ich da noch ganz dicht sein?«

Sein Charme entwaffnete mich wieder. Ich widerstand dem Impuls, ihn anzuschreien, mich auf ihn zu stürzen, ihn zu prügeln – was ja eh wenig gebracht hätte, körperlich stark war ich nun überhaupt nicht –, ich widerstand sogar dem Wunsch, kopflos fortzulaufen, sondern riss mich zusammen, blieb cool und ging langsam zum Seeufer hinunter. Auf der anderen Seite sah ich Tim, Till und Melanie mit Einkaufstüten und einem Volleyball unterm Arm den Asphaltweg entlangkommen.

Patricks Worte pochten in meinem Kopf, brannten sich ein.

Mit ihnen erwachte eine ganz neue Angst. Bisher hatten wir immer nur harmlos herumgefummelt, mein vorgeschobenes Argument, ich nähme die Pille nicht, meine Mutter erlaube es noch nicht, hatte ihn stets zurückgehalten. Was, wenn das nicht mehr half? Zehn Kinder! Zehn Patricks! Da könnte ich mich ja gleich begraben lassen!

Die anderen erreichten die Decke, riefen nach mir, warfen mir den Ball zu. Ich fing ihn auf und schob meine Sorgen beiseite. Ich sah alles immer zu schwarz. Es war ja auch schön, eine Clique zu haben. Es ging mir doch gut. Im Nu hatte Patricks und meine kleine Auseinandersetzung sich in der allgemeinen, geselligen Heiterkeit aufgelöst.

Und Patrick glaubte, es ginge immer so weiter. Er wollte sich sogar mit mir verloben.

Das war am 30. Mai dieses Jahres, unserem ersten Jahrestag.

Am Morgen klingelte er auf einmal an unserer Wohnungstür und überfiel mich mit seinem Wunsch.

»Ich weiß nicht, ob das so gut ist«, sagte ich schüchtern. Zu diesem Zeitpunkt hätte ich mir wohl schon lieber einen Strick genommen, als ihn zu heiraten, wollte es mir aber noch nicht eingestehen.

»Lass uns einen kurzen Spaziergang im Park machen, bitte, ich habe eine schöne Überraschung für dich.«

Ich lächelte schief. »Du und deine Überraschungen!«

»Bitte, Mäuschen!«

Ich weiß nicht, was Patrick überhaupt an mir fand. Ich war ein blasses Mädchen mit grotesker Zahnspange, ungeschickter Übergangsfrisur vom Kurz- zum Langhaarschnitt und Armen, die sich meist hinter dem Rücken versteckten. Dort hielt ich das von Patrick mit lodernder Eifersucht gehasste und aus meinem Bett verbannte Stoffschwein Plumpsi verborgen. Ich liebte meinen alten Plumpsi über alles und hatte mir vorgenommen, ihn nicht nur als Vierzehn-, sondern auch noch als Vierzigjährige in meinem Bett zu beherbergen, auch wenn mein Freund noch so viele Wutanfälle deswegen bekäme.

»Von mir aus, pack das hässliche Vieh in eine Plastiktüte, damit ich's nicht sehen muss, und nimm's mit. Aber komm, Linda, bitte, ich habe mir so viel Mühe gegeben!«

»Na gut.« Ich nickte und willigte ein, Plumpsi ließ ich natürlich zu Hause, ich trug ihn auch nur ganz selten mit mir herum, als eine Art Glücksbringer sozusagen.

Im Park war alles schon vorbereitet. Melanie hatte er mit einer aus dem Internet heruntergeladenen Musik-CD bestochen und Tim und Till, seine nicht abzuschüttelnden Bewunderer, waren sowieso zu jeder Handlangertätigkeit bereit, nie hätten sie ihm einen Wunsch abgeschlagen oder gewagt, es sich mit ihm zu verscherzen, denn wenn es irgendjemanden gab, der über alle Neuheiten der Computerbranche Bescheid wusste, jeden PC programmieren, reparieren und aufrüsten konnte, war das Patrick.

Als wir an der weißen, geschwungenen Brücke über dem kleinen Ententeich ankamen, hatte Melanie schon den Weg mit Blumen bestreut und eine Flasche Sekt bereitgestellt. Tim und Till, in unglaublicher Einfalt, entblödeten sich nicht, ihre seit Jahren im Schrank verrottenden Blockflöten herauszuholen und ein für die Ohren unerträgliches Stück, eine Mischung aus Weihnachtslied und Tonleiterübung, zum Besten zu geben. Ich war geschockt und handlungsunfähig genug, um sie gewähren zu lassen.

Ich warf sogar, wie Patrick es wollte, eine weiße Blüte in den Ententeich, sagte den von ihm gewählten Spruch »Für dich und für immer« dazu und ließ mich von Melanie mit ihm lächelnd für ihr so genanntes »Fotoalbum der größten Albernheiten« ablichten.

Aber als wir anschließend vor meiner Haustür standen, die anderen gegangen waren und wahrscheinlich die neuste Story des verrückten Patrick im ganzen Umkreis verbreiteten und er mich fragte, ob ich jetzt glücklich sei, sagte ich: »Nicht mehr und nicht weniger als vorher auch.« Was natürlich die falsche Antwort war.

»Wir sind jetzt verlobt, Mäuschen.« Sein Gesicht kam nah an meins.

»Das war doch ein Scherz«, sagte ich.

»Ein Scherz?«, rief Patrick aufgebracht. »Das ist mir todernst!«

Ich schüttelte den Kopf. »Ja, das weiß ich ja, und das ist ja schön, aber …«

»Du glaubst, ich mache mir die ganze Mühe einfach so? Die anderen musste ich heute Morgen aus den Federn klingeln, glaubst du, die stehen freiwillig am Sonntag so früh auf? Ich liebe dich, und ich habe dir doch schon so oft gesagt, dass ich immer mit dir zusammen sein will, glaubst du, das sage ich alles nur so? Nur so zum Scherz?«

Er war so laut geworden, dass mein Vater ein Fenster oben im Haus öffnete. »Was ist denn hier los? Kommt gefälligst rein, steht nicht auf der Straße rum!«

»Nein, danke, Herr Maschewski, nett von Ihnen, wirklich, aber ich komme nicht mehr her! Linda glaubt offensichtlich, dass ich meine Liebe zu ihr nicht ernst meine.« Tränen traten in seine Augen, seine Stimme wurde weinerlich. »Ich weiß zwar nicht, wie sie darauf kommt, ich tue doch wirklich alles für sie, aber wenn das so ist, dann kann ich nicht mehr, dann muss ich jetzt gehen!«

Er drehte sich um und eilte zu seinem Auto.

»Patrick, jetzt warte doch!«, rief ich ihm nach.

»Du liebst mich gar nicht richtig, du kannst gar nicht lieben!«

Er stieg in sein Auto und fuhr davon. Stöhnend stieg ich die Stufen hoch, ich wusste, spätestens in zwei Stunden würde er anrufen und »über unser Problem« diskutieren wollen.

Mein Vater öffnete mir die Tür, bevor ich den Schlüssel ins Schloss stecken konnte.

»Sag mal, was ist denn mit dem los?«, fragte er.

»Er spinnt«, erklärte ich.

»Den Eindruck habe ich langsam auch. Der Junge ist ja in einem richtigen Liebeswahn. Nimm's mir nicht übel, aber mir wäre es lieber, wenn du dich von ihm trennen würdest.«

»Das verkraftet er nicht«, sagte ich und spürte einen Schmerz bei dem Wort »trennen«. Zum einen konnte ich mir mein Leben so ganz ohne Patrick schon gar nicht mehr vorstellen, zum anderen hatte ich schon ein paar Mal an eine Trennung gedacht und das Thema nur aus Rücksicht auf ihn noch nicht angesprochen.

»Du musst es ja nicht sofort machen«, mischte sich meine Mutter ein, die auf unser Gespräch aufmerksam geworden und aus dem Wohnzimmer gekommen war. »Es gibt ja sicher auch sanfte Lösungen, ihr seht euch ein bisschen weniger, du machst ein bisschen mehr für die Schule ...«

»Und in den Sommerferien sind wir erst mal zwei Wochen im Urlaub«, sagte mein Vater. »Da kann man Abstand gewinnen.«

»Wenn er uns nicht wieder folgt und plötzlich vor dem Hotel auftaucht, wie beim letzten Mal«, sagte meine Mutter düster.

»Bei einer Flugreise ist das ja wohl etwas schwieriger als bei einem Ostseeurlaub«, erwiderte mein Vater, und ich ahnte, warum er sich diesmal ausnahmsweise dazu entschlossen hatte, seine Flugangst zu überwinden und in den Sommerferien für uns eine Pauschalreise zu buchen. Portugal war sozusagen »patricksicher«.

Diese Rechnung ging aber nur zum Teil auf. Zwar folgte uns Patrick nicht – ich hatte ihm auch vorher eröffnet, dass ich mich von ihm trennen wollte –, doch am Tag unserer Rückkehr wartete er prompt auf dem Flughafen.

Und auch am 30. August, dem Tag unserer für längere Zeit letzten Begegnung, stand er am frühen Abend mit einem Blumenstrauß vor unserer Wohnungstür, obwohl wir uns zwei Tage zuvor endgültig und unwiderruflich getrennt hatten.

»Bitte, lass uns noch ein letztes Mal essen gehen, noch ein letztes Mal reden, es ist doch unser Tag! Fünfzehn Monate, Linda, glaubst du, die kann ich einfach so vergessen? Mäuschen! Bitte!« Er weinte. Sein Gesicht war bleich, die Augen tief liegend und geschwollen, der Körper mager geworden. Man sah ihm an, dass er litt.

Auch Melanie war von seinem Anblick geschockt. Zufällig war sie kurz vorher aus ihrer Wohnung eine Etage tiefer heraufgekommen, um zu fragen, was aus dem Rockfestival werden würde, zu dem wir fünf am nächsten Tag in Patricks Auto fahren wollten. Wir waren seit langer Zeit meist nur noch zu fünft, Sonja hielt sich fern, konnte ihre Abneigung gegen Patrick nicht überwinden.

»Du gehst nicht mit?«, fragte Melanie erstaunt, nachdem ich Patrick die Wohnungstür vor der Nase zugemacht hatte.

»Nein«, flüsterte ich, setzte mich an den Küchentisch, stützte den Kopf in die Hände und kaute auf meiner Unterlippe herum. Melanie kam zu mir, legte die Hand auf meine Schulter. Patrick drückte wieder und wieder die Türklingel, begann draußen laut und klagend meinen Namen zu rufen.

Melanie wurde immer nervöser. »Und wenn ich mitkomme? Zu zweit können wir ihn vielleicht beruhigen. Linda, wir müssen doch irgendwas tun. Wollt ihr denn nicht Freunde bleiben?«

»Nein. Ich will ihn nicht mehr sehen.«

»Und was ist mit dem Rockfestival morgen? Die Karte war sauteuer und allein komme ich da doch gar nicht hin!«

»Vielleicht fährt dich dein Bruder.«

»Ach, Torsten! Der wohnt doch schon halb in Münster. Der hat nur noch sein Studium im Kopf!«

»Du kannst doch wohl auch ohne mich mit Patrick fahren. Ihr vier macht euch einen schönen Tag und ich bleibe eben zu Hause.«

»Ach, wie blöd!« Melanie schüttelte den Kopf, begann auf und ab zu gehen und rief plötzlich: »Wie lange will der Kerl denn noch klingeln!«

»Bis meine Eltern zurückkommen oder die Przybylla ihn aus dem Treppenhaus wirft.«

»Sollen wir ihn nicht lieber reinlassen?«

»Nein! Mach du mich nicht auch noch verrückt, Melli!«

Melanie schluckte, sagte, ich brauche sie nicht so anzuschreien, und schwieg dann beleidigt. Wir wechselten kein Wort mehr, bis Patrick schließlich aufgab und meine Freundin sich verabschiedete.

Wenig später kamen meine Eltern nach Hause und auch mit ihnen stritt ich mich. Sie hatten Patricks Blumen vor der Wohnungstür gefunden und wollten sie in eine Vase auf den Wohnzimmertisch stellen.

Ich aber beharrte darauf, dass die Blumen direkt in den Müll kämen, sie gehörten mir und ich wollte sie nicht haben.

Das käme überhaupt nicht infrage, widersprachen meine

Eltern, die »armen Blumen« könnten ja wohl nichts dafür, ausgerechnet von Patrick gekauft worden zu sein.

Die Blumen an sich waren mir egal, ich wollte einfach nur nichts mehr von ihm sehen, ich wollte durch nichts mehr an ihn erinnert werden, ich wollte den Rest dieses Sommers endlich für mich haben!

Schluss!

8. September, 7 Uhr

»Der Rest dieses Sommers gehört mir!«

Im Schlafanzug trat ich auf den Balkon hinaus. Der Steinboden war kalt unter meinen bloßen Füßen und in der wie immer verstopften Abflussrinne sammelten sich haufenweise welke Blätter. Trotzdem: In den Sieben-Uhr-Nachrichten hatten sie gesagt, dass der Sommer in dieser letzten Ferienwoche noch einmal zurückkehren werde. Es solle 28 Grad warm und wolkenlos sonnig werden. Ich legte den Kopf in den Nacken, blickte in den weiten, blauen Himmel, breitete die Arme aus. Diesen Tag hatte ich mir verdient. Ich durfte ihn nutzen, wie ich wollte. Zum Beispiel mein Rad aus dem Keller holen und zum Parkfreibad fahren, allein. Oder meinen Farbkasten vom Schrank nehmen, mich auf meinen schattigen Balkon setzen, meine Lieblingsmusik hören und malen. Allein! Niemand würde mich daran hindern, niemand mich voll quatschen, niemand mich auf seinen Schoß ziehen und festhalten. Ja!

Aus einer der unteren Wohnungen zogen Kaffeeduft und Zigarettenrauch herauf. Man hörte die Geräusche eines sommerlichen Montagmorgens: Gähnen, Geschirrklappern, Wellensittichgeflöte, Staunachrichten, Musik. Melanies Katze Jule schrie in der Wohnung im ersten Stock, das Kleinkind aus dem Erdgeschoss krabbelte in den Garten hinaus auf den lebensgroßen Teddybären in den Farben von Borussia-Dortmund zu und der laue Wind trug die Rufe der Tiere aus dem benachbarten Zoo herüber.

Die Nähe zum Zoo gefällt mir an unserer Wohnung am meisten. Wenn ich bei geöffnetem Fenster schlafe, erwache ich morgens vom Geschrei der Pfauen, dem Bellen der Seehunde und Brüllen der Löwen. Das ist nur in meinem Zimmer möglich, dem größten und schönsten der Wohnung, denn Fenster und Balkon liegen an der Rückseite des alten Jugendstilhauses. Hinter der Hecke des kleinen gemeinsamen Gartens, in dem Mellis und meine Mutter im Sommer Kaffee trinken und der Borussia-Fan-Club am Ende eines erfolgreichen Spieltages Würstchen grillt, schließt sich nach einer Reihe hoher Pappeln, der träge in ihrem Betonbett fließenden Emscher und einem holprigen Uferweg bereits das eingezäunte Tierparkgelände an.

Bisher haben schon viele Leute, die uns besuchten, diese Nähe zum Zoo beängstigend gefunden. »Was macht ihr, wenn doch mal ein Tiger ausbricht?«

Mein Vater, der Pressereferent der Zooverwaltung ist, pflegt dann jedes Mal in einer Beschützergeste die Arme um mich und meine Mutter zu legen und lächelnd zu erklären, dass eine solche Gefahrensituation ganz und gar unwahrscheinlich sei.

So ein Tiger könne theoretisch gar nicht ausbrechen, und falls der Fall der Fälle doch einmal einträte, dass den Tierpflegern ein Fehler unterliefe oder gar die Sicherheitssysteme ausfielen, müsse das Raubtier ja zunächst durch die stinkige Emscher schwimmen, bevor es in unseren Garten kommen könne. So hätte er, mein Vater, immer noch genug Zeit, seinen Kaffee auszutrinken und in aller Ruhe zu handeln. Zudem werde wahrscheinlich selbst ein guter Schwimmer wie der Tiger gar nicht mehr allein aus der Emscher herauskommen.

Ich warf einen Blick zu dem Gewässer hinüber. Es stank heute nicht, überhaupt kommt es nur sehr selten vor, dass der unangenehme Geruch bis zu unserer Wohnung vordringt. Früher ist die Emscher sicher mal ein feines Flüsschen gewesen, jetzt handelt es sich um einen Abwasserkanal mit extrem glitschigen und steilen Ufern, in dem im Laufe der Zeit schon etliche Hunde, Kinder, aber auch Erwachsene ertrunken sind.

Patrick leider nicht.

Ich biss mir auf die Lippe, meine gute Laune bekam bei dem Gedanken an ihn schon wieder einen Dämpfer. Nachdem er sich einige Tage gar nicht hatte blicken lassen, war er gestern Abend zurückgekehrt. Meine Eltern hatten davon nichts bemerkt.

Ich hatte ihn, als ich am Fenster vorbeiging, am Abhang auf der anderen Uferseite stehen sehen. Der lehmige Boden unter seinen Füßen war vom Regen der letzten Tage stark aufgeweicht und rutschig. Es passierte, während er damit beschäftigt war, Fotos aus unserer gemeinsamen Zeit einzeln und in hohem Bogen in das Abwasser zu werfen. Er stolperte, glitt aus und kam ins Rutschen. In dem Moment, als er den Halt verlor, drückte ich mein Gesicht näher an die Scheibe. Der Vorhang, der mich zuvor verdeckt hatte, verrutschte und unsere Blicke trafen sich.

Es schien mir, als weiteten sich für Sekundenbruchteile seine Augen, die plötzliche Angst ließ die Augäpfel hervortreten.

Dann aber kriegte er den herabhängenden Ast eines Baumes zu fassen und krabbelte hastig an einen sicheren Platz zurück. Er war gerettet, hatte wieder mal Glück gehabt.

Mein Herz hatte genauso schnell geschlagen wie vorher, nicht schneller, nicht langsamer. Nun hatte es keinen Sinn mehr, sich zu verstecken. Ich war ganz hinter dem Vorhang hervorgetreten. Patrick hatte mich angegrinst, gewunken.

»Hallo, Linda! Hallo, Melanie!«

Sie hatte also auch am Fenster gestanden und wieder einmal alles mitbekommen.

Eine Zeit lang hatte Patrick noch mit seiner Zeremonie weitergemacht, alle Geschenke von mir, Kuscheltiere, Fotos, Erinnerungen, mit theatralischer Gebärde in der Emscher zu entsorgen.

Wie lange Melanie sich das angesehen hatte, wusste ich nicht. Ich jedenfalls hatte mich erst von der Scheibe lösen können, als Patrick endlich gegangen war.

Ich fuhr mir mit den Händen über das Gesicht. Einmal musste Schluss sein! Sein Akt gestern Abend musste einfach der letzte gewesen sein! Jetzt wollte ich endlich meine Ruhe haben!

Der Rest des Sommers gehörte mir!

Jetzt!

8. September, 8 Uhr

Tage, die so gut begannen wie dieser, hatte es schon lange nicht mehr gegeben, also musste ich sie nutzen. Ich ging ins Bad und duschte so kalt, dass es ein Leichtes war, mir vorzustellen, das Wasser käme direkt aus einer Quelle im Gebirge.

Ich mag das Gebirge, weil es ein Ort ist, an den Patrick mir nicht folgen würde: Er hat Höhenangst, er hasst Wege, die er nicht mit dem Auto befahren kann, und in die Alpen würde er nie reisen, weil er die Bayern wegen ihres Münchener Fußballvereins nicht ausstehen kann. Patrick ist ein Idiot und das ist eigentlich nicht schwer zu merken. Trotzdem hatte ich über ein Jahr dafür gebraucht. Fünfzehn Monate waren wir zusammen gewesen.

Diese fünfzehn Monate hatten ihre Spuren hinterlassen.

Da ich überzeugt war, mittlerweile etwas klüger zu sein, und hoffte, ihn endlich und für immer los zu sein, mussten auch die letzten Abdrücke seiner Finger von meinem Körper verschwinden. Ich seifte und schrubbte, scheuerte und spülte. Keines seiner schönen Wörter wollte ich mehr in meinem Gehörgang finden, schon gar nicht sein weinerliches »Viep!«, diesen hohen, fiesen Ton, der juckte und piekste und selbst heute noch immer irgendwo feststeckt, wo ich nicht hinkomme.

»Viep!«, hatte er immer gerufen, wenn er traurig und weinerlich war. Er war darauf gekommen, weil einmal ein Auto an uns vorbeifuhr, das aus Viersen kam und das Nummernschild VIE–P hatte. Patrick fand das süß.

»Linda, guck mal: Das Auto heißt Vieeep! Das müsstest du haben, du bist auch mein Mäuschen: Vieeep!«

Damals war ich absolut gerührt gewesen. Patrick, ein Junge mit Phantasie und Gefühl! Einmal, ich hatte zum ersten Mal versucht, ihm den Laufpass zu geben, hatte er sich spätabends in sein Auto gesetzt und war nach Viersen gefahren, was gut 100 Kilometer von uns entfernt liegt. Dort war er dann die halbe Nacht durch die Stadt gekurvt, so lange, bis er ein Auto mit ebendiesem Nummernschild gefunden hatte. Er hatte sich davor gestellt, mit Selbstauslöser fotografiert und das Foto als Aufmacher für eine selbst gestaltete Linda-komm-zurück-zu-mir-Postkarte benutzt.

Nie wieder werde ich zu ihm zurückgehen, aber eins muss ich ihm auch heute noch lassen: Ideen hat er. Und wenn er mich so von unten herauf mit seinen großen blauen Augen bittend ansah, dann war es verdammt schwierig, ihm zu widerstehen.

Ich schloss die Augen, verdrängte Patrick und dachte wieder an meinen Gebirgsbach. Wie er sprudelte, wie die Forellen an mir vorbeiflitzten, wie die weißen Kiesel leuchteten, wie rein und sauber er war!

Dann sprang ich aus der Dusche und nahm eine Oberflächen-Musterung vor dem Spiegel vor. Auch eine Woche nach unserer letzten Berührung sah ich auf meinem Körper noch seine Spuren.

Der Knutschfleck am Hals war von ihm.

Den juckenden Ausschlag auf der Brust hatte ich bestimmt

auch ihm zu verdanken. Bevor wir zusammen waren, hatte ich nie Probleme mit der Haut gehabt.

Vor allem auch keine mit der Figur. Gut, meine Periode war mal wieder fällig, und in dieser Zeit kam ich mir oft wie aufgebläht vor. Aber diesmal war ich für meinen Geschmack richtig rundlich und viel zu weiblich geworden! Patricks Schuld! Wahrscheinlich hatte ich bei dem ganzen Stress mit ihm viel zu viel Süßes in mich hineingestopft!

Und den blauen Fleck am Oberschenkel hatte ich mir im Wohnzimmer seiner Großeltern zugezogen. Die machten Dauerurlaub auf Mallorca, daher hatten wir uns zum Kuscheln in der leeren Wohnung getroffen. Wir hatten miteinander gestritten und er hatte mich gegen den Couchtisch gestoßen. Komisch, in dem Moment hatte ich den Schmerz kaum gespürt, jetzt sah ich es erst: Es war ein riesiger Fleck.

Jemand klopfte zweimal kräftig an die Badezimmertür.

Ich erschrak und schüttelte im nächsten Moment den Kopf über mich selbst: Es waren doch nur meine Eltern!

»Hallo! Bitte ein bisschen Beeilung!«, hörte ich die Stimme meines Vaters vor der Tür. »Ich habe einen Termin, Linda, ich kann nicht warten, bis du mit deiner üblichen Badezimmer-Meditation fertig bist!«

»Ja, ja!«

Mürrisch nahm ich mein Parfum und wollte mich gerade damit einsprühen, als mir einfiel, dass Patrick mir die Flasche zum Geburtstag geschenkt hatte. Der Duft erinnerte mich auch an ihn. Es war Patricks Lieblingsduft und ab heute ganz sicher nicht mehr meiner.

Ich öffnete die Flasche und schüttete den Inhalt komplett ins

Klo. Das war zwar nur eine kleine Revanche für die Geschichte mit den Fotos und Geschenken, die er in die Emscher geworfen hatte, aber für den Augenblick verschaffte mir diese Geste Genugtuung.

Mein Vater rümpfte die Nase, als ich ihm die Tür öffnete.

»Was hast du denn gemacht? Man kriegt ja kaum noch Luft!«

Ich zeigte ihm den leeren Flakon. »Schaffst du's, die Flasche von meinem Balkon aus in die Emscher zu werfen?«

Er runzelte die Stirn. »Liebeskummer?«

»Wetten, du schaffst es nicht!«

»Wetten doch!«, rief mein Vater sofort und nahm mir die Flasche aus der Hand. Zwei Minuten später landete sie irgendwo auf dem Niemandsland zwischen Garten und Kanal.

»Na ja, beinahe«, murmelte er und strich mir mit der Hand zärtlich über den Kopf. »Übrigens habe ich eine Überraschung für dich. Ich habe mich gestern um einen Aushilfsjob im Tierpark für dich gekümmert. Wenn du immer noch Käfige schrubben und Futtertröge füllen willst, um auf andere Gedanken zu kommen, hast du jetzt die Gelegenheit.«

»Oh super, Papa, dafür verzeihe ich dir glatt, dass du mich immer aus dem Bad jagst.«

Er lächelte, wiederholte seine zärtliche Geste, drückte mich sogar an sich. »Ich will vor allem, dass das ganze schreckliche Theater mit Patrick endlich zu Ende ist«, sagte er.

»Das will ich auch«, flüsterte ich und ärgerte mich über meine leise Stimme. Die hatte ich doch jetzt gar nicht mehr nötig! »Ich freu mich drauf!«, sagte ich deshalb laut, und als mein Vater gegangen war, trat ich noch einmal auf den Balkon, holte tief Luft, flüsterte: »Jetzt!«, und stieß einen richtig kräftigen Freudenschrei aus. »Und wenn der Fall der Fälle doch mal eintritt und ein Tiger ausbricht, Linda, brüllst du einfach ganz laut!«

Weich

8. September, 10 Uhr

Mit einem weichen Klicken schloss sich das Gittertor hinter dem Wagen meines Vaters, weich war der Ledersessel in seinem Büro, in dem ich versank, weich die Hand seines Chefs, der sich freute, »Maschewskis große Tochter endlich mal wiederzusehen«, und weich waren die Schnauzen der Kühe, die ich vorsichtig berührte, um sie mit mir vertraut zu machen.

Hier im Minibauernhof des Tierparks, zwischen Milchkühen, Ziegen, Zwergeseln und Hängebauchschweinen, fühlte ich mich vom ersten Augenblick an wohl. Patrick blieb außerhalb der Umzäunung, der Zoo öffnete wochentags nie vor zehn Uhr und dann kamen für gewöhnlich auch keine liebeskranken jungen Männer, sondern Kindergartengruppen und alte Leute. Der Chef meines Vaters war offensichtlich gern bereit, meinem Vater den Gefallen zu tun und mich für ein Taschengeld mitarbeiten zu lassen.

Die Tiere schloss ich auf den ersten Blick ins Herz. Ich ging herum, schaute, streichelte und drehte mich mit ausgebreiteten Armen im Kreis, als ich mir vor Augen führte, dass Patrick nichts von meiner Tätigkeit hier wusste und auch niemand ihm etwas darüber sagen würde, einfach deshalb, weil nur meine Eltern eingeweiht waren.

»Ich möchte nicht, dass meine Freunde wissen, wo ich bin, nicht einmal Melanie darf etwas erfahren«, hatte ich am Frühstückstisch gebeten.

Meine Mutter hatte erstaunt von ihrem Frühstücksei aufgesehen, mein Vater sich geräuspert und seine Zeitung ein Stück höher gehalten, so dass ich sein Gesicht nicht sehen konnte.

»Wegen Patrick?«, hatte meine Mutter überflüssigerweise gefragt und zu den Blumen im Wohnzimmer hinübergeschielt, während mein Vater sich zum zweiten Mal räusperte. »Ja, meinst du denn, er läuft dir immer noch nach?«

»Annette!«, hatte mein Vater sie angeraunzt. »Lass doch das Thema einmal ruhen. Ich will und kann es nicht mehr hören! Wir sagen nichts und damit ist es erledigt.«

»Ist ja gut! Aber wenn er mich fragt, soll ich dann sagen, ich wüsste nicht, wo Linda ist?«

»Denk dir eben was aus«, bat ich sie.

»Deine Mutter braucht sich gar nichts ausdenken!«, hatte mein Vater scharf gesagt und seine Zeitung auf einen leeren Stuhl geknallt. »Wir sind diesem Kerl verdammt noch mal keine Rechenschaft darüber schuldig, wo unsere Tochter sich befindet.«

»Natürlich nicht, aber er liebt sie nun mal, Karsten.«

Mein Vater rollte mit den Augen. Beide hatten Patrick von Anfang an gemocht und erlaubt, dass ich mit ihm herumzog, obwohl sie immer wieder sagten, ich sei noch zu jung für so eine intensive Beziehung und irgendwann müsse Schluss sein. Jetzt war Schluss, aber da sie sich an Patrick in gewisser Weise auch gewöhnt hatten, wussten sie nun nicht mehr genau, was sie eigentlich wollten. Patricks verzweifelte Versuche, mich zurückzugewinnen, machten sie zornig und weckten gleichzeitig ihr Mitleid.

»Ja, das wissen wir ja, dass er sie liebt, das ist ja auch schön, aber nun liebt sie ihn nicht mehr, so ist das eben in dem Alter, das muss auch Patrick einsehen. Obwohl du es ihm natürlich auch nicht einfach machst, Linda. Tausendmal machst du Schluss und tausendmal kehrst du wieder zu ihm zurück, woher soll er dann wissen, wann du es ernst meinst?«

Ich hatte über diese Frage nachgedacht, als ich meinen Orangensaft schlürfte, mich anzog, meine Mutter zum Abschied umarmte und ins Auto meines Vaters stieg, und ich dachte noch immer darüber nach, als eine der braunen Ziegen an meinem Körper hochstieg und ihre lehmigen Hufe an meiner Jeans abwischte. Doch erst als ich die Ziege streichelte und meine Arme um ihren Hals schlang, erst als ich die Ruhe des Tieres auf mich übergehen spürte, fiel mir die Antwort ein.

Ich hatte es jedes Mal ernst gemeint. Nur diesmal war es mir zum ersten Mal gelungen, mich durchzusetzen. Und jetzt war ich hier. Das war mein neuer Anfang.

»Hallo! Du bist bestimmt meine neue Ziegenhirtin!«, rief eine junge Frau, die zwei schwere Eimer mit Futter schleppte und schwitzte und mich trotzdem fröhlich anlachte. »Gut, dass die Susi Zwei dir gleich zeigt, dass man sich hier ordentlich dreckig macht! Ich bin übrigens Rabea, zuständig für Bauernhof, Streichelzoo, Ententeich, Spielplatz, Kinderaktionen …«

Rabea kippte den Inhalt der Futtereimer in die dafür vorgesehenen Tröge, stellte die leeren Eimer mit dem Deckel nach oben auf die Erde, setzte sich auf den ersten und bot mir den zweiten an. »Puh! Setz dich doch! Rauchst du?«

Ich schüttelte den Kopf und setzte mich auf den Eimer, obwohl der Deckel feucht und dreckig war und meine Hose bestimmt für immer ruinieren würde.

Rabea lächelte und zündete sich eine Zigarette an. »Als ich schwanger war, hab ich es relativ leicht geschafft, aufzuhören, da hatte ich ja auch einen Grund. Als ich später mal schlecht drauf war, hab ich wieder angefangen.«

»Du hast schon Kinder?«, fragte ich total erstaunt.

»Eins: Anna, vier Jahre alt und schlimmer als ...« Rabea hob die Hände und begann mit den Fingern zu zählen. »... dreiundvierzig Ziegen, sechs Hängebauchschweine, zwei Kühe, zwei Esel, fünf Kaninchen und achtzehn Meerschweinchen.« Jetzt grinste sie. »Das sind die Tiere, auf die du ab heute mit aufpassen darfst. Meine Anna passt auch manchmal mit auf, sie liebt es geradezu, von mir zur Arbeit mitgenommen zu werden. Zum Geburtstag wünscht sie sich jetzt ein Schwein, hat sie mir heute Morgen gesagt.«

»Ein richtiges Schwein?«

»Ja, sicher!« Rabea lachte, stand auf und zeigte mit ausgestrecktem Arm in einen halb geöffneten Stall. Darin lagen vier dicke Hängebauchschweine im Stroh, sie hatten sich ausgestreckt, schliefen und schnarchten dabei, was das Zeug hielt.

»Die Sau dahinten, das ist Lotta, Annas Liebling. Lotta soll verkauft werden, und jetzt wünscht sich meine Tochter, dass ich sie kaufe und ihr Zimmer im wahrsten Sinne des Wortes ein Schweinestall wird!«

Ich fing an zu lachen. Lotta, als hätte sie gehört, dass man über sie lachte, hob kurz den Kopf, grunzte, drehte sich auf die andere Seite und schnarchte lautstark weiter.

»Ich wusste gar nicht, dass Schweine schnarchen!«, sagte ich.

»Und wie! Stell dir mal vor, ich hab die alte Schnarchsau zu Hause, ich krieg ja kein Auge mehr zu!«

»Und deine Tochter hat nicht mehr viel Platz im Bett!«

»Das wüsste ich aber, Anna und Lotta in einem Bett schlafen zu lassen! Stell dir mal vor, das sähe meine Mutter! Sie meckert sowieso schon immer, ich würde Anna nicht richtig erziehen! Wenn ihr Enkelkind dann auch noch mit einer Sau unter einer Decke schliefe, wäre ich bei ihr völlig untendurch!«

Wir lachten und lachten, konnten gar nicht mehr aufhören, bis Rabea sagte: »Du hast mir noch gar nicht deinen Namen gesagt!«

»Linda Maschewski.«

»Ach, die Tochter vom Maschewski, schön! Wie alt bist du?«

»Fünfzehn. Wenn nächste Woche die Schule wieder anfängt, komme ich nur nachmittags und am Wochenende.«

»Ja, am Wochenende ist gut, da ist immer viel zu tun.«

Rabea schien zu überlegen, welche Aufgaben sie mir zuerst geben sollte. Und ich überlegte, ob ich es wagen sollte, sie nach ihrem Alter zu fragen. Sie war so nett und offen, hatte schon so viel von sich erzählt, also tat ich es.

»Zweiundzwanzig.« Sie lächelte, schien nicht einmal überrascht über die Frage. »Du rechnest bestimmt nach wegen Anna. Ist doch gut für sie, eine junge Mutter zu haben … obwohl auch die ihr keine Lotta kaufen wird.«

»Schenk ihr doch ein Stoffschwein. Ich hatte als Kind eins, Plumpsi hab ich's genannt, das war mein Ein und Alles.«

Rabea lachte wieder, und ich dachte, wie gut ich's mit ihr getroffen hatte, sie war unheimlich locker, nahm sich Zeit, mich kennen zu lernen, behandelte mich, die Jüngere, nicht von oben herab, sondern gleich wie eine Freundin.

»Plumpsi, gute Idee, ich werd's mir merken! Na, komm, dann zeig ich dir mal, was du tun kannst!«

Sie führte mich herum, erklärte mir meine Aufgaben, die Bedürfnisse und Verhaltensweisen der Tiere. Anschließend ließ sie mich allein, gab mir einen Schrubber und Putzzeug und bat mich, die Boxen der Zwergesel zu säubern. Obwohl ich sonst Hausarbeiten hasse, fing ich hier komischerweise mit Freude an.

Rabea ging fort, Besucher waren noch keine da, außer dem seltenen Motorengeräusch der kleinen Lastwagen, mit denen die Tierpfleger herumfuhren, waren nur Tierlaute zu hören. Ich vertiefte mich in die Arbeit, mein Kopf wurde frei, ich summte und sang leise vor mich hin, setzte mich zwischendurch auf einen der beiden Eimer, um ein Butterbrot zu essen, hörte Lotta beim Schnarchen zu, sonnte mich ein Weilchen, putzte und fegte weiter und machte regelmäßig Pause, um der Eselin Antonella, die in der Nachbarbox stand und manchmal ihren Kopf zu mir herüberstreckte, über ihr weiches Maul zu streicheln. Das war ein richtiges Glücksgefühl.

Malen

10. September, 19 Uhr

Immer wieder in den letzten Monaten hatte ich schon malen wollen und war nie dazu gekommen. Wie hätte ich mich auch entspannen sollen, während Patrick auf meinem Lieblingssessel vor dem Fenster saß, die Füße auf meinem Schreibtisch, mit den Händen alles im Griff: die Schale mit den Weintrauben, die Knöpfe der Stereoanlage, die Seiten meines Tagebuchs.

Die ersten zwei Tage im Zoo hatte ich zwar meine Ruhe vor ihm gehabt, war aber abends so geschafft gewesen, dass ich nur noch unter die Dusche und ins Bett getaumelt war.

Jetzt, da mein Kopf fast von der Fülle der Eindrücke zu bersten schien, stand ich unschlüssig da und wusste nicht, wie ich beginnen sollte.

Seit einer Stunde kreiste meine Hand mit dem Pinsel wie ein Raubvogel über dem Farbkasten und konnte sich nicht entschließen, auf ein Töpfchen hinabzusausen. In meinem Kopf war ein völliges Durcheinander, und der Versuch, auch hier zu Hause die Ruhe zu gewinnen, die ich in den ersten drei Tagen im Tierpark gespürt hatte, schien zu scheitern.

Immer wieder fiel mein Blick auf meinen leeren Lieblingssessel, ich atmete aus, rieb mir übers Gesicht und sah wieder hin: Der Sessel war und blieb leer. Patrick hatte mich nicht mehr behelligt, dennoch wusste ich, dass es nicht vorbei war. Er war noch hier, etwas von ihm saß immer noch wie ein Schatten in meinem Zimmer. Auf dem roten Kissen lag eines seiner blonden Haare. Im CD-Player lief die Musik, die er mir kopiert hatte. Sie erinnerte mich an die vielen Stunden, in denen wir sie, auf seinem Bett liegend, gehört hatten, und wenn ich daran dachte, spielte mein Körper verrückt, als wäre er auf Entzug, mein Kopf drehte sich, mein Puls raste und meine Haut sehnte sich auf einmal nach Wärme.

Vielleicht lag es an der aufgehängten Fotocollage, auf der mehrfach Patricks Gesicht zu sehen war. Von den Fotos aus sah er mich an, beobachtete mich, grinste und schickte telepathisch Störwellen in mein Hirn. In der Hoffnung, es würde helfen, legte ich den Pinsel auf den Schreibtisch und nahm die Collage von der Wand. Melanie hatte sie mir zusammengestellt und geschenkt. Obgleich das Bild noch nicht lange an der Wand gehangen hatte, hinterließ es ein helleres Feld, eine Lücke, ein Fenster, aus dem Patrick mich genauso anzusehen schien wie zuvor von den Fotos.

»Spinn nicht rum!«, sagte ich laut zu mir selbst und stellte den Bilderrahmen mit der Rückseite nach vorn auf den Boden, jetzt konnte Patricks Gesicht so lange die Wand anstarren, bis es schwarz wurde, nein, bis ich den Mut hatte, es aus der Mitte der Freunde herauszutrennen. Obwohl es eher wahrscheinlich war, dass meine Freunde *mich* aus ihrer Portraitgallerie herausschneiden würden. Sie waren selbstverständlich mit Patrick zum Rockkonzert gefahren, sie standen auch jetzt mit ihm unten auf der Straße, redeten, alberten herum und hatten mit Sicherheit nicht vor, mir zuliebe auf seine Anwesenheit zu verzichten.

Vielleicht wartete er auch nur auf den Moment, an dem es mich wieder zu meinen Freunden zog? Vielleicht ließ er mich jetzt nur in Ruhe, weil er wusste, dass ich ihm irgendwann wieder in die Arme laufen musste?

Mit Melanie hatte ich seit dem Abend, an dem er vergeblich vor der Tür auf mich gewartet hatte, nicht mehr gesprochen, und da die Schule erst in einigen Tagen wieder anfing, hatten wir uns auch dort nicht gesehen.

Jetzt hatte Patrick es doch wieder geschafft, meine gute Laune zunichte zu machen! Wie sehr ich das leid war! Ich öffnete die Balkontür, ging hinaus, lehnte mich weit über die Brüstung und schloss die Augen. Keine Tierlaute, nur der Straßenlärm, die Schnulzenmusik der Przybyllas und das Weinen des Kleinkindes waren zu hören.

Doch! Da zankten sich zwei Elstern in den Pappeln an der Emscher und da, jetzt, der Pfau!

Ich seufzte entspannt. Mit dem Ruf des Pfaus waren die Eindrücke des Tages wieder da. Heute Nachmittag hatte ich nach Feierabend einen Spaziergang über das Zoogelände gemacht. In meiner Erinnerung filterte ich die störenden Gitter, Zäune und Glasscheiben vor den Gehegen weg wie auch die Geräusche der Menschen um mich herum. Übrig blieb ein Garten der Gerüche, Stimmen und Farben. Zum Beispiel der modrige Dunst im Tropenhaus, das Schreien der Papageien und Zwitschern der Sittiche, das intensive Grün der Pflanzen, die Buntheit der Fische in den Aquarien, die Feuchtigkeit auf der warmen Haut, das Zischen einer Schlange.

Ein Lächeln schlich sich auf meine Lippen. Bei den Schlangen hatte ich etwas Komisches erlebt.

Ich hatte einen kleinen Jungen beobachtet, der wie ich von den Reptilien fasziniert war, besonders von der gelb-schwarzen Anakonda. »Eine BVB-Schlange: cool, Mann, cool!«, rief er immer wieder.

»Na hör mal, das ist doch keine Borussia-Schlange, Schlangen spielen kein Fußball, das weiß doch jedes Kind! Schlangen interessieren sich für Golf!« Ein junger Tierpfleger mit rausgewachsener Frisur und spitzbübischem Gesicht war zu dem Jungen getreten und hatte seinen Eimer mit matschigem Obstsalat auf den Boden gestellt. »Jetzt sag bloß, du wusstest das nicht?«

Der Junge sah den Tierpfleger skeptisch an. Er war vielleicht fünf Jahre alt und hatte einen ängstlichen, sommersprossigen Freund dabei, der schon die ganze Zeit unruhig an seinem Ärmel zog.

»Gelb-schwarz gleich BVB«, wiederholte der Kleine trotzig und schüttelte die Hand seines Freundes ab.

»Golfschlange«, widersprach der junge Mann fast ebenso trotzig. »Mit der Schwanzspitze katapultieren sie Schildkröteneier in kleine Löcher, die sie vorher mit der Schnauze gebuddelt haben. Ehrlich! Ich arbeite hier, ich weiß das!«

Er zeigte auf ein paar Schildkröten, die träge im Wasser dümpelten, aber respektvoll zur Seite wichen, als das Schwanzende der Anakonda sich jetzt tatsächlich etwas bewegte und sogar hob.

Der kleine Junge nickte mit offenem Mund, sein Freund zog ihn vom Pfleger weg und sagte schnell: »Man kann sich ja mal vertun, oder?«

Dann rannten sie weg, andere Besucher kamen in den Raum.

Der Tierpfleger blickte zu mir herüber. »Du glaubst mir nicht?«, fragte er und legte den Kopf schief.

»Erzählst du öfters so 'n Quatsch?«, entgegnete ich.

Er wurde tatsächlich etwas rot, legte den Kopf noch schiefer, als schämte er sich. »Normalerweise erlaube ich mir das nur, wenn keine Zeugen dabei sind. Hat die Verwaltung ja nicht so gerne.« Er sah sich um, schlug einen Flüsterton an. »Aber du verrätst mich ja nicht, oder?«

»Nein, mach ich nicht.«

»Na, dann …« Er hatte gelacht, seinen Eimer genommen und war gegangen, aber bevor er aus meinem Blickfeld verschwunden war, hatte er noch einmal über die Schulter zurückgeblickt und mir zugezwinkert. »Tschüs!«

Ich sah auf meine leere Leinwand.

»Tschüs!«, sagte ich zu ihr und fing im gleichen Moment an zu malen. Grüne Farbe. Ich würde einen Urwald wachsen lassen, mit Golfschlangen und schrägen Vögeln, mit Rabea und ihrer Tochter Anna, mit den Lieblingsschweinen Lotta und Plumpsi, mit Baumwipfeln, so hoch, dass ich in meiner Vorstellung in sie hinaufsteigen, ein Baumhaus bauen, in einer Hängematte schlafen und die bloßen Füße über den Rand baumeln lassen konnte.

Dort wäre ich unerreichbar. Und käme jemand zu Besuch, den ich mochte, ließe ich ihm eine Strickleiter hinunter. Käme Patrick, zöge ich sie hinauf, lachte, spuckte auf ihn und riefe die wilden Tiere herbei, damit sie ihn fressen.

Ich arbeitete immer heftiger, stellte mir mehr und mehr das fertige Bild vor. Aber das Türklingeln konnte ich irgendwann einfach nicht mehr überhören. Meine Phantasie reichte nicht aus, es auszublenden, sie wollte nicht in dem paradiesischen Wald bleiben, sondern malte sich düster aus, wie Patrick gleich in mein Zimmer marschieren, einen abschätzigen Blick auf mein Krickelkrakel werfen und in seinem Sessel Platz nehmen würde.

»Linda, das ist bestimmt für dich! Kannst du nicht mal aufmachen!« Die Stimme meines Vaters drang aus dem Schlafzimmer herüber. Als meine Eltern erfahren hatten, dass ich den Abend über malen wollte, hatten sie sich »zurückgezogen«. Im Klartext hieß das, sie hatten Sex und wollten nicht gestört werden.

Ich malte energischer und tat, als hörte ich weder die Türklingel noch die Stimme meines Vaters.

»Hörst du schlecht?«

Strickleiterprinzip. Nicht aufmachen. Ihn nicht sehen. Sich nicht auf Gespräche einlassen.

Täte ich es doch, käme alles wieder hoch. Es wäre wie bei Waldbränden in heißen, regenlosen Sommern: Quadratkilometer von Wald waren bereits vernichtet, als die Löscharbeiten endlich erste Erfolge zeigten und das Land aufatmete – da machte ein Funke, eine weggeworfene Zigarette, ein klitzekleiner Brennglaseffekt alle Hoffnungen zunichte, und das Feuer, das in den Wurzeln der alten Bäume weitergeglüht hatte, wurde erneut entfacht.

Er klingelte weiter. Er musste es sein. Niemand drückte so penetrant auf die Klinge wie er. Drüben im Schlafzimmer beschwerte sich meine Mutter. »Linda!«, rief mein Vater wütend, das Bett knarrte, die Schranktür quietschte, er stand also auf und suchte nach seinem Bademantel. »Verdammter Mist! Das ist doch hundertprozentig für sie!«, hörte ich ihn rufen.

Verärgerte Eltern waren das Letzte, was ich brauchen konnte. Ich warf den Pinsel auf den Schreibtisch. Er zog eine Schmierspur über mein Bild: ruiniert. Auf dem Weg durch den Flur hörte ich hinter mir das Schimpfen meines Vaters. Die Wohnungstür hatte einen Spion. Ich legte mein Auge daran und erwartete zu erstarren wie das Kaninchen vor der Schlange.

Aber: Vor der Tür stand mein Opa.

Ich war erleichtert, aber nur einen Augenblick, denn der Kopf meines Opas war rot, er schien sehr aufgeregt zu sein. Ich öffnete.

»Warum macht ihr denn nicht auf? Oma ist gefallen, ich hab sie gerade ins Krankenhaus gebracht!«

»Komm erst mal rein!«, sagte mein Vater, der inzwischen hinter mich getreten war. Sein Gesicht war mindestens genauso rot wie das seines Vaters.

Oma hatte einen Schock und einen gebrochenen Arm.

Opa brauchte Trost und ein Bier, mein Vater ebenso.

Und meine Mutter brauchte fast eine Viertelstunde, um ihre Haare zu richten. Danach kam sie zu uns in die Küche, entschuldigte sich und legte mir die Hand auf die Schulter: »Wir dachten erst, es wären deine Freunde, Linda. Die stehen nämlich draußen und hören Musik. Patrick ist fortgefahren und nicht mehr dabei. Du hättest ruhig zur Tür gehen können.«

Ich nickte und ging zurück zu meinem Bild. Es wäre gar nicht so schlecht geworden, aber egal. Würde ich eben ein neues malen.

Fremde Freundin

15. September

Am Morgen des ersten Schultages klingelte Melanie nicht. Ich musste mir ein Herz fassen, mich im Bus neben sie zu setzen und, als ich merkte, wie sie sich von mir wegdrehte, nicht wieder aufzustehen und einen anderen Platz zu suchen.

Der Bus rumpelte den vertrauten und nach sechs Wochen doch fremden Schulweg entlang, durchquerte holpernd die Niemandszeit zwischen Nicht-mehr-Ferien und Noch-nicht-Schule.

»Was ist los?«

»Nichts. Was soll sein?« Ihre Stimme klang zickig. »Du bist es doch, Linda, die sich verändert hat! Du kommst nicht mehr zu uns! Du interessierst dich nicht mehr für uns! Und jetzt sag bloß nicht, es sei nur wegen Patrick! Du rufst keinen von uns an, bist nachmittags nie da und sagst nicht mal, wohin du gehst! Du hast Patrick in den Wind geschossen und uns gleich mit!«

Ich hatte eine solch klare Ansage von ihr nicht erwartet und war erschrocken. Das sah man mir sicher auch an.

»Ist doch wahr!«, fauchte Melanie aufgeregt, suchte etwas in ihrer Tasche, fand es nicht oder hatte das Suchen nur vorgetäuscht, sah hierhin und dorthin, und als ich nichts dazu sagte, wandte sie sich zu Yvonne und Gülsüm um und fing demonstrativ an, die beiden in ein Gespräch zu verwickeln, das nur den Zweck hatte, mich von ihr abzugrenzen.

Natürlich hatte Melanie Recht, aber Patrick kam jeden Tag in die Straße und ich wollte ihm einfach nicht begegnen. Zwar war es trotzdem geschehen, zweimal hatte er mit den anderen vor dem Haus gestanden, als ich vom Zoo zurückkam. Aber in beiden Fällen war mein Vater dabei gewesen, und Patrick hatte nicht gewagt, etwas anderes zu sagen als ein provokantes »Hallo! Wie geht's? Grüßt man jetzt nicht mehr? Bleibt man nicht mal ein paar Minuten bei den alten Freunden stehen?«.

Bei dem Gedanken, dass Patrick meine Clique gegen mich aufzubringen versuchte, begann ich vor Wut meine Finger in die Lehne des Vordersitzes zu krallen. Der grüne Bezug hatte Brandlöcher, schmutzig gelber Schaumstoff quoll aus ihnen hervor. Auf den Sitzen vor mir erzählte eine ältere Frau ihrer Nachbarin von ihrer Tochter, die verheiratet war und einen Liebhaber hatte, der ebenfalls noch verheiratet war. Beide hatten sie Kinder, die sich untereinander nicht ausstehen konnten.

»Schlimm!«, sagte die Nachbarin.

»Das ist ein totales Durcheinander«, ereiferte sich die andere, »das ist doch kein geordnetes Leben mehr heutzutage! Was ist, wenn meine Tochter von dem auch noch ein Kind bekommt?«

In der sowieso schon trüben Stimmung, in der ich mich befand, löste dieser Satz eine Alarmglocke in meinem Kopf aus. Welcher Tag war heute? Hätte meine Periode nicht schon längst ...?

»Hey, wir müssen raus!« Melanies Ellenbogen drückte unsanft in meine Seite, ihre Tasche hatte sie schon halb auf meinen Schoß gestellt. »Was ist, träumst du, oder was?«

Auswege
15. September

Im Tierpark konnte ich alle meine Sorgen vergessen.

Die Anlage ist ziemlich weitläufig, parkähnlich angelegt mit Ententeich, Wiesen und großzügigen Tiergehegen, die zumindest auf den ersten Blick nicht so aussehen, als würden die Tiere hier in Gefangenschaft gehalten. Aber, dachte ich bitter, mancher Gefangenschaft sieht man auf den ersten Blick nicht an, dass es sich um eine solche handelt. Gerade mal bei meinen Bauernhoftieren konnte ich mir sicher sein, dass sie sich wohl fühlten; wie die Pinguine mit den 28 Grad Lufttemperatur fertig wurden und die Papageien mit dem Fehlen der Urwaldbäume, konnte ich kaum beurteilen.

Mein Vater argumentierte in solchen Fragen stets damit, dass es Melanies in der Wohnung gehaltener Katze und Omas einsamem Wellensittich auch nicht besser ginge, ebenso wenig dem fetten, asthmatischen Dackel der Przybyllas und den bestimmt von Rückenschmerzen geplagten Schulpferden auf Sonjas Reiterhof. Der Zoo habe heute zumindest noch die Möglichkeit, einen Schutzraum für gefährdete Tierarten zu bieten. Mir waren diese Diskussionen eigentlich egal. Ich brauchte vor allem selber einen Schutzort, an den ich gehen konnte, ohne von Patrick behelligt zu werden, das war das Wichtigste.

Ich setzte mich auf eine Bank, nahm ein unliniertes Heft aus meiner Schultasche und begann, die Szenerie vor mir zu skizzieren.

Es war ein zum Zebragehege gehörender, künstlicher Teich, dessen Oberfläche von grünen Wasserlinsen fast bedeckt war. Die Zebras waren gerade nicht zu sehen, dafür hatten sich Gäste an seinen Ufern niedergelassen, die nicht zum Zoo gehörten: ein Graureiher, der mit eingezogenem Hals auf dem sandigen Ufer döste, drei schwarze Kormorane, die auf Stöcken und Hölzern hockten, einer davon mit ausgebreiteten Schwingen, und ein Weißstorch-Pärchen, das mit seinen roten Beinen halb im Wasser stand und unbeweglich in die offensichtlich Nahrung bergende Tiefe starrte. Über ihnen bezog sich der zuerst sommerlich-freundliche Himmel zu einem düsteren Wolkendunkel, die letzten goldenen Sonnenstrahlen ließen die Farben der Pflanzen und Tiere stärker leuchten: das Rot der Storchenbeine, das Weiß ihres Gefieders, das Grün der Wasserlinsen. Ich hatte nur Bleistift und Radiergummi dabei, stellte mir aber alles schon farblich vor, als sich plötzlich jemand neben mich auf die Bank setzte.

Erschrocken fuhr ich auf.

»Sorry«, sagte er, »ich wollte dich nicht erschrecken. Aber man sieht hier so selten jemanden zeichnen …«

Es war der Tierpfleger, der im Tropenhaus die Kinder auf den Arm genommen hatte. Ob er mich auch wiedererkannte, wusste ich nicht, er ließ sich nichts anmerken.

»Schönes Bild«, sagte er. »Fehlt aber noch was.«

»So? Was denn?«

»Tja, lass mal sehen …« Er rückte näher heran, nahm mir das Heft aus der Hand, um es genauer zu betrachten, und ich konnte seinen Körper riechen: Raubtiere, Schweiß, Zigaretten, nicht unüblich für jemanden, der hier arbeitete.

»Hmm …« Er grübelte noch immer. Plötzlich sagte er: »Vielleicht eine knallrote Sonne.«

»Wie langweilig im Vergleich zu Golfschlangen!«, antwortete ich.

Offenbar erinnerte er sich. »Ich meine, wegen der roten Storchenbeine. Rot kommt sonst gar nicht mehr vor, die Sonne müsste storchenbeinrot sein, unwirklich rot, und die Wolken wie ausgerissene Federn.«

Er sah mich an, lächelte. Sein linker unterer Schneidezahn war an einer Ecke abgebrochen, und seine Augen schimmerten ungleichmäßig farbig, eins grün, eins braun, das irritierte.

»Du malst es doch noch mal in Farbe, oder?«

»Ja, klar.« Mein Blick huschte von Auge zu Auge und Zahn hin und her.

»Du kommst öfter her?«

»Ich arbeite im Streichelzoo.«

»Ehrlich?« Er sah an mir herunter, ich trug Jeans, Bluse, Lederschuhe, eben Schulkleidung, war noch nicht dazu gekommen, meine Arbeitssachen, die ich in einem Umkleideraum des Bauernhauses aufbewahrte, anzuziehen.

»Dann kennst du ja auch Rabea?«

»Äh, ja.« Meine Güte, ich war genauso dämlich einsilbig wie am ersten Tag mit Patrick, als ich die Halsentzündung hatte, dabei fühlte ich mich in diesem Moment alles andere als krank!

»Dann sehen wir uns bestimmt noch mal wieder.« Er gab mir das Bild zurück, stand auf und winkte einem Mann in einem kleinen Laster, der nun vor uns hielt. »Man hat immer zu wenig

Zeit, aber ich komm dich mal besuchen«, sagte er und stieg zu seinem Kollegen.

»Ich heiße Linda!«, rief ich ihm nach und er winkte aus dem fahrenden Auto heraus.

Nachdem er verschwunden war, blickte ich auf mein Bild. Eine storchenbeinrote Sonne also. Zum Kichern! Und ich hatte ihm hinterhergerufen. Unglaublich! Und das Beste: Patrick war nicht da und konnte nicht sagen: »Der Irre mit dem rausgeschlagenen Zahn soll dich bloß in Ruhe lassen.« Zum Schlapplachen!

Ich grinste noch, als ich das Bauernhaus betrat. Rabea kochte gerade Kaffee und wusste sofort, welchen ihrer Kollegen ich meinte. »Martin, mein kleines Brüderchen, es kann kein anderer sein, die Beschreibung passt perfekt!«

»Dein Bruder?«, fragte ich.

»Nein, nicht wirklich!« Sie machte eine einladende Bewegung, mich zu ihr zu setzen, an diesem Tag war wenig los, die Saison ging allmählich zu Ende, wir konnten es locker angehen lassen. »Wir kennen uns schon ewig und ich passe ein bisschen auf ihn auf. Martin macht nur Unsinn, wenn man ihn lässt. Was meinst du, welche Bären er Anna schon aufgebunden hat! Wahrscheinlich hat er ihr auch den Floh mit Lotta ins Ohr gesetzt!«

Das waren mir zu viele Tiere in einem Satz. »Den Floh mit dem Schwein oder das Schwein voller Flöhe?«

Rabea lachte. »Alles zusammen! Sag mal, hast du Lust, am Samstagabend zu meiner Geburtstagsfeier zu kommen? Martin ist auch da.«

Ich wurde rot. »Klar, gerne.«

Mein Glück war kaum zu fassen. Der Ausweg, den ich gesucht hatte, öffnete sich schneller als erwartet und schöner obendrein.

Sonja
17. September

»Ich seh dich gar nicht mehr bei den anderen.«

Sonja hatte geklingelt, ich hatte meinen obligatorischen Blick durch den Türspion geworfen und sie hereingelassen. Wir kochten uns in der Küche einen Früchtetee, nahmen Kekse aus dem Schrank und gingen damit in mein Zimmer.

»Sie stehen alle unten. Patrick hat mir nachgerufen, ich soll dich mit rausbringen, die anderen wüssten schon gar nicht mehr, wie du aussiehst.« Sonja machte es sich bequem, ich öffnete die Balkontür, so saßen wir drinnen und doch halb draußen, während die welken Blätter von den Pappeln auf den Balkon wehten.

»Er hetzt alle gegen mich auf.« Ich rührte Honig in meine Tasse. »Mit Melanie verstehe ich mich im Moment gar nicht. Manchmal habe ich das Gefühl, sie ist seine Freundin und nicht meine.«

»Melanie ist so ungenießbar, weil sie keinen Freund findet.«

»Dann soll sie doch Patrick nehmen.«

Wir lachten ein bisschen. »Die ideale Lösung!«, sagte Sonja. »Er ist getröstet und sie hat endlich einen starken Kerl mit Auto, genau das, was beide wollen.«

»Ich befürchte nur, Patrick lässt sich nicht so leicht trösten, oder?«

Sonja zuckte die Achseln. Wir schwiegen einen Moment und lauschten dem Rauschen des Windes in den Pappeln.

»Wahrscheinlich hast du Recht«, sagte Sonja nach einer Weile. »Er hatte sich nun mal von Anfang an auf dich eingeschossen, Linda.«

Ich schloss die Augen, seufzte. »Ich will weg hier.«

»Ach komm, so schlimm ist es ja auch nicht. Obwohl ich ihn ja nie richtig leiden konnte. Seine machohafte Masche und die Art, dir ständig an die Wäsche zu gehen, wie hast du das eigentlich ausgehalten? Ich meine, wenn mein Freund mich dauernd befummeln würde, während die anderen dabei sind, und ich das nicht will, würde ich ihm irgendwann mal eine langen.«

»Hmmm«, machte ich und schwieg.

»Hast du eigentlich mit ihm geschlafen?«

»Hm.«

»Sag doch mal«, bohrte Sonja.

»Ach, ja, was denkst du denn!« Ich erhob mich ruckartig, stieß dabei mit dem Fuß fast Sonjas Teetasse um und flüchtete auf den Balkon.

Es dauerte eine Weile, bis Sonja mir hinterherkam.

»Tut mir Leid, dass ich so neugierig war«, murmelte sie.

»Schon gut.«

»Ich hab ja auch nur gefragt, weil ich selbst nicht so genau weiß, ob ich soll oder nicht. Ich hab da einen süßen Jungen kennen gelernt, David heißt er und ist total nett. Tja, Linda, erst fand ich's bescheuert, dass du nur noch mit Lover aufgetaucht bist und wir gar nicht mehr unter uns waren, jetzt hab ich plötzlich selber einen Freund, so ändern sich die Zeiten.« Es war offensichtlich, dass Sonja so viel sprach, weil sie mein Schweigen überbrücken wollte. Sonst war sie, zumindest in letzter Zeit, nie so redselig gewesen. »Nur hab ich's immer noch nicht auf die Reihe gekriegt, meiner Mutter zu sagen, dass ich die Pille nehmen will. Du weißt doch, sie ist ähnlich drauf wie deine, findet schon Ohrringe gesundheitsschädlich, macht 'nen Akt draus, wenn sie mal eine Kopfschmerztablette nehmen muss, und würde am liebsten mit 'nem Ökokondom verhüten.«

Sonja fing an, über ihren eigenen Scherz zu lachen, und ihr zuliebe tat ich es ebenfalls, verzog zumindest den Mund und sie deutete es als Zustimmung, schubste mich schwesterlich in die Seite und sagte: »Und das Ökokondom funktioniert natürlich nur bei Vollmond …«

Sie beugte sich lachend über die Brüstung und bemerkte gar nicht, dass ich ihre Freude nicht teilte.

Da war sie wieder, die Angst. Ich biss mir auf die Zunge. Einfach verdrängen, das war jetzt das Beste.

Sonja richtete sich wieder auf, band ihre langen Haare zu einem Zopf zusammen und fragte ganz nebenbei, welche Pillensorte ich denn nähme und ob ich mit der gut klarkäme. Ich zögerte keine Sekunde und nannte einen Namen. Sonja kannte ihn nicht, kein Wunder, er war frei erfunden.

»Okay«, sagte sie dann, »wenn deine Eltern kein Problem damit hatten, ihrer vierzehnjährigen Tochter die Pille verschreiben zu lassen – warst du da überhaupt schon vierzehn? Oder nimmst du sie erst, seit du fünfzehn bist?«

Ich schüttelte vage den Kopf.

»Na ja, so genau will ich's auch gar nicht wissen. Ich meine nur, das ist doch heute das Normalste von der Welt, da kann meine Mutter sich gar nicht wehren, und wenn sie noch so oft behauptet, dass davon das Brustkrebsrisiko erheblich steigt, oh Mann, sie ist doch überängstlich, findest du nicht?«

»Auf jeden Fall.«

»Eben.«

Wir gingen hinein, Sonja trank noch einen Schluck Tee, sah auf ihre Uhr.

»David und ich wollen heute Abend ins Kino. Kannst du mir was empfehlen? Wir wissen noch gar nicht, in welchen Film wir gehen.«

»Tut mir Leid, ich war das letzte Mal mit Patrick im Kino, in einem Actionfilm, und der hat mir nicht gefallen.«

»Wo treibst du dich eigentlich immer rum? Keiner weiß, wo du steckst. Du rennst doch nicht vor Patrick weg, oder?«

»Nö.«

»Ach Linda!«

Sonja nahm mich spontan in die Arme. Ich genoss es und kam mir dann plötzlich mickrig und extrem dumm vor.

»Ich muss jetzt gehen«, sagte sie, als sie mich losließ. »Das wird schon wieder. Kopf hoch.«

»Ich lass den Kopf nicht hängen«, sagte ich, »ich will nur ein bisschen Ruhe. Eine Weile ihn nicht sehen. Das ist alles.«

Sonja nickte. »Versteh ich doch. Ginge mir auch so. Soll ich die andern von dir grüßen?«

»Egal.« Wir gingen zur Tür. »Grüß lieber deinen David, unbekannterweise, aber trotzdem herzlich.«

Sonja lächelte, der Gedanke an David und den bevorstehenden gemeinsamen Abend ließ sie strahlen. »Ich stell ihn dir bei

Gelegenheit vor.« Sie winkte noch mal, während sie die Stufen hinuntersprang, und ich schloss die Wohnungstür.

Dann ging ich ins Schlafzimmer meiner Eltern und stellte mich hinter die Gardine. Von dort konnte ich sehen, wie sie unten aus dem Haus kam, auf die anderen zuging und bei ihnen stehen blieb. Patrick stellte offensichtlich Fragen. Da das Fenster geschlossen war, verstand ich kein Wort. Sonja zog die Schultern hoch und streckte die Arme aus, machte eine Geste, die sowohl Nicht-wissen als auch Nicht-wissen-wollen ausdrückte. Dann ging sie und Patrick sah zu unseren Fenstern hoch. Diesmal konnte er mich hier, wo ich stand, nicht sehen. Trotzdem kam ich mir vor wie eine Idiotin: Ich war viel zu früh in eine viel zu sehr von ihm bestimmte Liebesbeziehung gerutscht, ich hatte nicht nachgedacht, ich war zu jung, zu schwach, zu dumm gewesen und hatte Riesenfehler gemacht.

Sonja dagegen machte alles besser, geschickter, selbstbewusster. Sie hatte etwas, worauf sie sich freuen konnte.

Aber das hatte ich auch: Rabeas Geburtstagsparty. Ich wandte mich vom Fenster ab und begann ein neues Bild zu malen. Vielleicht war alles ja gar nicht so schlimm. Bestimmt würde ich schon in wenigen Tagen im Badezimmer erleichtert aufseufzen. Die restlichen Ängste würden dann auch verblassen, die Zeit würde Wunden heilen, Wogen glätten und Gras säen, wo jetzt aufgerissener Boden war.

Irgendwann würde ich es auch schaffen, an Tim, Till, Melanie und Patrick vorbeizugehen und zu sagen: »Hallo, wie geht's? Gut? Schön. Aber ich hab leider nicht viel Zeit zum Quatschen, ich will mit meinem Freund ins Kino.«

Vielleicht würde es sogar der sein, der mir heute wieder mit seinen zweifarbigen Augen so nett zugeblinzelt hatte?

Sehnsüchte

18. September

Der letzte sommerlich heiße Tag des Jahres. Die Sonne gab noch mal alles. Eine paradiesische Farbenpracht. Die Löwen rekelten sich behaglich in der Sonne, die Papageien putzten ihr Regenbogen-Gefieder, die Seelöwen tollten durchs Wasser, die Felle der Zebras schienen wie mit Tusche gezeichnet.

Martin tauchte bei mir im Streichelzoo auf, als ich gerade ein paar Kindern zeigte, wie sie mit den kleinen Zicklein umzugehen hatten.

Unbemerkt hatte er sich an mich herangeschlichen und mir über die Schulter gesehen.

»Mmh«, sagte er in mein Ohr, »heute riecht unsere junge Malerin ja lecker nach Ziege.«

Ich erkannte die Stimme augenblicklich, drehte mich um, strahlte ihn an.

Die Kinder, die um uns herumstanden, kicherten.

»Sie riecht nach Ziege!«, rief ein kleines Mädchen.

»Und er nach Raubtierhaus!«, sagte ich keck.

Dabei musste ich an Sonja und ihren David denken, fragte mich, ob die beiden auch solche blödsinnigen Dialoge führten wie wir, und bekam vor Lachen einen Schluckauf.

»Dir scheint's ja gut zu gehen, Ziegenhirtin. Bist du bereit, dich vom großen Raubtierdompteur und Golfschlangenbezwinger zu einem Kaffee einladen zu lassen?«

»Äh …« Ich war überrascht, aber nicht sprachlos. »Ich hab auf so was gehofft.«

»Echt?« Jetzt strahlte er auch. »Rabea hat gesagt, ich dürfte dich für eine halbe Stunde entführen. Gehen wir ins *Waldhaus*?«

Das *Waldhaus* war ein kleines Selbstbedienungscafé mit roten Plastiktischen unter hohen Bäumen, direkt am Spielplatz gelegen. Man bekam labberigen Kaffee und schlappe Pommes, Kinderteller mit Minischnitzel und giftgrünen Erbsen und natürlich Süßigkeiten in allen Farben der Palette: Liebesperlenketten, Schaumzuckerdrachen, Weingummitiere.

So eins lag auf dem Unterteller neben meiner Kaffeetasse, die mir Martin hinstellte. Ein grünes Weingummikrokodil mit roten Augen.

»Die sind gut. Ich hab auch eins.« Er ließ ein ähnliches Exemplar von seiner Untertasse über den Tisch zu meinem herüberkriechen und das winzige Gummimaul aufschnappen. »Ist ziemlich bissig, ich würde aufpassen.«

»Meinst du, sie kann sich nicht verteidigen?«, fragte ich, schüttete rasch einen Schluck meines Kaffees in die Untertasse und ließ mein Krokodilweibchen darin zu Wasser. »Das ist ihr Teich, wer hier schwimmen will, muss an ihrem Maul vorbei. Die meisten werden gefressen.«

»Grr«, machte Martin und ließ sein Gummitier innehalten. »Hast du sie schon mal gehört, wenn sie ihre leisen Knurrlaute von sich geben? Das machen sie nur ganz selten und es klingt super unheimlich, sag ich dir. Ich war schon ein paar Mal dabei, wenn sie gefüttert werden. Denen möchte ich nicht in die Quere kommen.«

Er beugte sich über den Tisch. Sein Gesicht war sonnengebräunt und schmal, er roch wirklich ein bisschen nach Tier, er hatte Dreck am Kragen seines Hemdes und am Hals, er lächelte so keck, dass ich ihm am liebsten den Dreck vom Hals geleckt hätte.

»Und mein Krokodil fress ich jetzt auf, bevor du's auch noch in den Kaffee tunkst.« Er steckte sich das Weingummi in den Mund, und ich musste mich fast am Stuhl festhalten, um es ihm nicht zu entreißen, ihn nicht gleich zu küssen.

Das war mir mit Patrick nicht so gegangen. Obwohl sie sich ähnelten: verrückte Ideen, sportliche Körper, da waren schon Parallelen. Mit Patrick hatte ich irgendwann alle Vernunft ausgeschaltet und ihn einfach machen lassen.

Und jetzt war *ich* drauf und dran, selbst den Anfang zu machen; jetzt schlug mein Herz so rasend, dass er es bestimmt unter meinem T-Shirt klopfen sah. Denn er blickte genau dorthin: auf meinen Busen, mein Herz.

»Kommst du morgen Abend auch zu Rabea?«, fragte er. Seine Stimme klang ein bisschen heiser.

»Ja.«

»Schön.« Sein Zeigefinger berührte meinen Hals. Die feuchte, pochende Haut. »Du hattest da ein Gewittertierchen.«

»Macht nichts. Solange es kein Ziegenfloh ist.«

Er schmunzelte. »Sah nicht so aus.«

Ich dachte, jetzt küssen wir uns. Jetzt muss es sein. Aber dann taten wir es doch nicht. Er, weil er wohl irgendwie unsicher war, ich, weil ich mich doch eben erst von Patrick getrennt hatte, ich war doch gerade noch das kleine, verhuschte Mäuschen gewesen, war doch gerade erst frei.

Wir trennten uns, verabredeten uns für den Abend. Schon als er nur aufgestanden war und sich eben wenige Meter von mir entfernt hatte, bereute ich, ihn nicht geküsst zu haben: ein nicht auszuhaltender Abstand, vier Meter, sieben, acht, jetzt ging er am Spielplatz vorbei, die Sehnsucht wurde größer, gleich konnte ich ihn nicht mehr sehen, gleich hielt ich es nicht mehr aus, vielleicht sah ich ihn nie wieder und hatte ihn nicht geküsst!

Ich rannte zum Streichelzoo hinunter und wusste nicht, warum ich rannte. Vielleicht weil ich damals, als Patrick mir seine Liebeserklärung gemacht hatte, auch am liebsten gerannt wäre und es nicht gekonnt hatte. War ich jetzt verliebt? War ich es damals? Ich wusste es nicht. Ich brauchte vielleicht nur jemanden, in dessen Arme ich flüchten konnte, der mich vor Patrick beschützte, der mir sagte, die neue Zeit hat angefangen, deine Zeit, Linda, du bist ihn jetzt los, endgültig. Ich rannte, schnappte nach Luft, erreichte das Bauernhaus, sah Rabeas erstauntes Gesicht und sagte: »Jetzt beginnt meine Zeit, mein Leben!«

»Jetzt erst?«, fragte Rabea verwundert und belustigt.

»Ja. Weißt du eigentlich, dass das hier ein Paradies ist?«

»Noch nicht. Inwiefern denn? Sagst du's mir?«

»Weil er nicht hierhin kann, Rabea!«

Kurzes, irritiertes Auflachen. »Wer?«

»Patrick Garbner.«

»Kenn ich nicht.« Rabea wandte sich um, nahm einen Besen in die Hand, überlegte es sich dann aber wieder anders und sah mich ernst an. »Ist alles klar, Linda?«

»Bestens!« Ich wischte mir über die Stirn, sagte aufgedreht: »Patrick Garbner ist mein Ex.« Ich versuchte, meinen Atem unter Kontrolle zu bringen, nicht wieder all die unangenehmen Gefühle hochkommen zu lassen: Angst, Scham, Schuld. Es hatte ja auch gute Zeiten gegeben, vor Patrick sowieso, aber auch mit ihm, das ein oder andere Mal war ich sehr glücklich gewesen, natürlich war ich das, das musste doch so gewesen sein! Ich hatte ihn doch schließlich geliebt oder warum waren wir so lange zusammen gewesen?

»Liebeskummer?« Rabea legte mir einen Arm um die Schultern, winkte mit der anderen Hand einen kleinen Jungen zurück, der eine junge Ziege quer durch das Streichelgelände jagte.

»Quatsch. Im Gegenteil!«

»Warum weinst du dann? Komm, setz dich erst mal. Ich bin gleich bei dir, ich muss nur erst das Zicklein da vor diesem Bengel retten. Der jagt es einfach immer wieder, obwohl ich ihm schon dreimal gesagt habe, er soll es lassen.«

Ich ließ mich auf einem umgedrehten Eimer nieder, versuchte mich zu beruhigen und sah Rabea zu, die den Jungen anfuhr, beobachtete, wie die Mutter sich einschaltete, er habe doch nur spielen wollen.

Ich wollte nicht mehr denken, wollte ein Kind sein, das Ziegen scheucht, wollte nicht mehr weinen, schon gar nicht ohne richtigen Grund, ich wollte mich beruhigen, aber es gelang mir nicht, und je mehr ich mich aufregte, desto schlechter ging es mir.

Plötzlich sprang ich auf, rannte zur Toilette und übergab mich.

Als ich wiederkam, fuhr Rabea mir beruhigend mit der Hand über den Rücken, schob mich auf das durchgesessene Sofa in unserem kleinen Büro und schenkte mir eine Tasse Kamillentee aus ihrer Thermoskanne ein.

»Willst du nach Hause? Soll ich deinem Vater Bescheid sagen?«

»Nein, nein, danke, es geht schon wieder. Ich hätte den Kaffee nicht trinken sollen.«

»Du hast dich aufgeregt wegen deines Ex-Freundes. Das kann einem schon mal auf den Magen schlagen.«

»Ja, kann sein …« Ob das wirklich der Grund war? Ich hatte da meine Zweifel, sprach sie aber nicht aus.

»Vermisst du ihn?«

»Im Gegenteil! Ich bin froh, dass ich ihn los bin!«, rief ich heftig.

Rabea zuckte die Schultern. »Das hab ich mir auch immer gesagt, als Björn mich verlassen hat, dadurch war's leichter zu ertragen, dass ich mit meiner kleinen Anna allein dastand. Er hat sich ziemlich blöd verhalten und mich sehr verletzt. Aber als wir uns später wieder vertragen haben, war ich trotzdem erleichtert.«

»Ich habe keinen Liebeskummer!«, stieß ich hervor. »*Er* kann *mich* nicht loslassen! Zwar macht er sich wohl gerade an meine beste Freundin ran, aber garantiert nur, um Melanie und mich auseinander zu bringen. Vielleicht will er sich damit an mir rächen, oder er hofft, mich eifersüchtig zu machen und auf diese Weise zurückzugewinnen.«

Rabea schwieg. Sie glaubte mir nicht, das konnte ich spüren. Verärgert stand ich auf. Noch immer war mir schrecklich übel, außerdem schwitzte ich ganz unangenehm. Oh, wie ich das hasste!

»Ihr denkt alle, ich würde mich überschätzen und mir wer weiß was einbilden, das ist aber nicht so. Schließlich war ich über ein Jahr mit ihm zusammen, und kein Mensch außer mir hat auch nur einen blassen Schimmer davon, wie das gewesen ist!«, rief ich.

»Ist ja gut«, sagte Rabea beschwichtigend, zog eine Zigarette aus ihrer Schachtel und drehte sie zwischen den Fingern herum. »Ich habe nicht vor, dir irgendwelche Ratschläge zu erteilen oder dich auszufragen. Du musst mir gar nichts erzählen, wenn du nicht willst.«

»Will ich auch nicht!«

Rabea nickte und rauchte. Ekliger Qualm! Warum sollte ich mit ihr reden? Alles störte mich, alles nervte mich! Ich war krank, und ich war offensichtlich dabei, mir hysterisch einzureden, ein Problem zu haben!

»Mir ist das egal. Hauptsache, Linda, du kommst trotzdem zu meinem Geburtstagsfest. Obwohl du jetzt so sauer auf mich bist.«

Sie stand auf, lächelte noch mal und ging hinaus, um ihre Arbeit fortzusetzen.

Ich blieb noch eine Weile allein im Büro, den Tränen nahe. Brauchte ich nicht vielleicht wirklich jemanden, mit dem ich reden konnte? Über Patrick hatte ich weder mit meinen langjährigen Freundinnen Melanie und Sonja noch mit meiner Familie so richtig gesprochen. Und über meine wachsenden Befürchtungen erst recht nicht. Aber mit Rabea reden? Ich kannte sie doch kaum! Gut, wir hatten miteinander Schweinemist weggeräumt, Stallböden geschrubbt und einen ganzen Nachmittag lang den Automaten repariert, an dem die Besucher Tierfutter kaufen können. Sie hatte meine Uhr, deren Armband gerissen war, aus einem Haufen Kuhscheiße gerettet und ich hatte ihr mit Stecknadel und Pinzette einen dicken Holzsplitter aus dem Handballen gezogen. Aber reichte das aus? Ich war so verdammt verunsichert.

Rabea

20. September, 17 Uhr

Rabeas Küche war klein und bunt. Die Wände waren hellgelb gestrichen und von oben bis unten mit Annas selbst gemalten Bildern behängt.

»Alles meine!«, erklärte Anna stolz, die mich durch die Wohnung führte. »Das da ist die Lotta, das auch, das ist die Mama und die Antonella, da die Ziegen und die Affen und da die Nashörner mit dem Papa …«

»Du hast ja deinen Papa auf einem Nashorn gemalt!«

»Ja!« Sie legte den Kopf schief, lächelte, angelte nach der Schale mit den Schokokugeln, die auf dem Tisch stand, griff mit feuchten, abgeleckten Fingern hinein und hielt mir welche hin. »Magst du?«

»Danke.« Ich sah von Anna zu Rabea. Natürlich war ich auch gekommen, um ihr bei den Vorbereitungen zu ihrer Geburtstagsfeier zu helfen, vor allem aber musste ich endlich mit jemandem sprechen, die Angst saß mir mittlerweile im Nacken.

»Wie hast du eigentlich gemerkt, dass du schwanger warst? Ich meine, hast du dir immer schon ein Kind gewünscht?«

Das war ziemlich plump gefragt, ich dachte, ein Blinder mit Krückstock müsse merken, worauf meine Frage zielte. Aber vielleicht war Rabea schon von vielen Leuten so neugierig ausgequetscht worden und antwortete daher ganz locker und völlig ohne Argwohn: »Na ja, Björn und ich haben uns sozusagen selbst ausgetrickst. Erst haben wir nur ungenügend verhütet, Gummis, Nachrechnen und so. Da haben wir zigmal gezittert, wenn meine Periode überfällig war. Dann habe ich irgendwann sicherheitshalber die Pille genommen, und wir haben gedacht, jetzt sei alles geritzt und in Butter.« Sie grinste. »Nur leider war meine Pille für mich zu niedrig dosiert und ich bin trotzdem schwanger geworden. Ich hab's nicht mal gemerkt, habe meine Tage ja regelmäßig weiterbekommen. Ich fiel aus allen Wolken, als der Frauenarzt mir bei einer Routineuntersuchung das Ultraschallbild zeigte.«

»Du hast nichts gemerkt?«

»Nein, ich habe den Gedanken ja gar nicht zugelassen. Außerdem hatten wir vorher in der Zeit ohne Pille bestimmt zehnmal Fehlalarm. Da haben wir alle beide Blut und Wasser geschwitzt, ich sag dir, das war Horror. Aber irgendwie auch immer wieder schön, wenn es sich dann doch als falscher Alarm herausstellte. Das haben wir jedes Mal groß gefeiert!« Sie lachte und ich lachte mit. Ich würde auch feiern, und wie!

»Wie gefällt's dir eigentlich bei mir? Ziemlich eng und unaufgeräumt, was?«

»Nein, ich find's toll!«

»Wirklich? Na, ich frag dich noch mal, wenn du häufiger hier warst! Diesen Legostein zum Beispiel hab ich gestern in der Suppe gefunden. Ich hätte ihn beinahe mitgegessen!«

»Vielleicht schmeckt Lego ja gut?«

Sie hielt mir den Spielstein unter die Nase. »Sieht der etwa lecker aus?«

Ich nahm ihn, tat so, als koste ich ihn. »Och ja, nicht schlecht, der kleine gelbe hier, aber ich hab gehört, die roten sollen noch würziger sein!«

»Und erst die blauen!«

»Köstlich!«

Wir lachten und begannen dann mit den Vorbereitungen für die Party. Es wurden lustige, aber auch anstrengende Stunden, denn während wir arbeiteten, lief Anna ständig zwischen uns hin und her, wollte im Teig rühren und wissen, was auf der Milchpackung stand, wollte auf meinen Schoß oder noch eine Tasse Kakao.

Mich lenkte das so ab, dass ich beinahe Zucker statt Salz in den Teig für die Käsequiche rührte, und Rabea kam mit ihrem Bauernsalat auch nicht weiter, weil Anna ihr immer wieder die klein geschnittenen Schafskäse-Stückchen vom Brettchen mopste.

»Schluss jetzt, Anna! Du kannst doch nicht den ganzen Käse aufessen! Was soll ich denn unseren Gästen anbieten?«

Anna lachte und schob das Schafskäsestückchen, das sie noch in der Hand hielt, ihrer Mutter in den Mund.

»Danke«, sagte die, »aber jetzt hörst du auf!«

»Ja!«, sagte Anna begeistert, kam zu mir herüber, beugte sich über meine Teigschüssel, bewunderte einen Moment das Drehen des Mixers, fragte: »Lecker?«, und hatte ihren Zeigefinger so schnell in der Schüssel, dass ich aufschrie. Blitzschnell schubste ich Anna weg, schaltete den Mixer aus, schimpfte: »Bist du verrückt?«

»Aua!« Anna fing an zu weinen.

»Hat sie was abbekommen?« Rabea beugte sich rasch zu ihr, dabei kam sie mit dem Arm an die Salatschüssel, sie fiel von der Anrichte und der Salat verteilte sich auf dem Boden.

»Oh Mist!«, rief sie. »Was machen wir denn jetzt! Anna, hast du dir wehgetan?«

»Ja!«, brummte die.

»Zeig mal deine Finger!«

»Nein!«

»Zeig mal!« Rabea griff nach den Händen ihrer Tochter. Anna begann zu weinen. »Glück gehabt, alles noch dran! Nicht mal ein Kratzer! Warum weinst du dann?«

»Ihr wollt gar nicht, dass ich euch helfe!«

Rabea seufzte auf, ich drehte die Augen zur Decke.

»Doch, das wollen wir ja, aber jetzt sind wir in Eile, jetzt wäre es besser, du würdest ein bisschen in dein Zimmer gehen und spielen, ja?«

»Nein!«, rief Anna.

»Doch!«, rief Rabea so laut, dass Anna wieder zu weinen anfing und gekränkt in ihr Zimmer rannte.

»Ist das nicht manchmal etwas viel für dich alleine?«, fragte ich Rabea vorsichtig.

Meine Freundin stöhnte auf, fuhr sich durch die Haare und ließ sich auf einen Küchenstuhl plumpsen. Einen Moment sah es so aus, als würde sie selbst anfangen zu weinen, dann aber lachte sie wieder. »Wem geht das nicht manchmal so!«, sagte sie leichthin und griff nach dem gelben Legostein. »Der Salat hätte ohne unsere leckere Beigabe sowieso nicht gut geschmeckt.«

Ich musste auch lachen. »Du spinnst, echt!«

»Was soll ich machen?« Sie zuckte die Achseln. »Eigentlich war abgemacht, dass meine Mutter Anna heute Nachmittag nimmt, aber dann ist ihr was dazwischengekommen und Björn hatte so kurzfristig natürlich auch keine Zeit. Ich muss es eben immer ausbaden, muss immer Zeit haben! Aber daran gewöhnt man sich.«

»Wirklich?«, fragte ich leise und begann die Überreste des Salats aufzusammeln und in den Mülleimer zu werfen.

»Ja! Mein Problem ist nur, dass ich Anna wohl nicht richtig erziehen kann. Jetzt, da sie in ihrem Zimmer ist und heult und schmollt, möchte ich schon wieder hingehen und sie trösten. Ich kann einfach nicht böse mit ihr werden. Ich sag zwar schon mal ›Jetzt ist Schluss!‹ oder ›Genug!‹ oder ›Nein, du darfst das nicht!‹, aber irgendwie macht sie doch immer, was sie will. Vielleicht nimmt sie mich nicht richtig ernst, ich weiß es nicht!«

»Ach, das glaube ich schon. Du bist halt 'ne liebe Mutter.«

»Meinst du? Na ja, immerhin ist meine Autorität schon größer geworden, seit ich nicht mehr bei meinen Eltern wohne. Da kam ich mir die ganze Zeit wie Annas ältere Schwester vor. Meine Eltern haben alles bestimmt, ich musste mir wirklich laut vorsagen: Rabea, das ist *dein* Kind, *du* musst das jetzt entscheiden.« Sie stand auf. »Und ich entscheide jetzt, dass ich sie trösten gehe. Aber in ihrem Zimmer bleiben muss sie trotzdem, bis wir fertig sind. – Linda, hör auf zu putzen, es ist sauber genug.« Sie lachte. »Bei mir ist es nie hundertprozentig sauber!«

Später, als wir doch noch alles irgendwie geschafft hatten und uns einen Moment Pause gönnten, kam Anna wieder zu uns, krabbelte auf meinen Schoß, als ob kein Streit gewesen wäre, und schenkte mir stolz ein Bild, das sie gerade gemalt hatte.

Ich war ein bisschen verlegen, als sie mir das Blatt reichte und sich von mir eine Geschichte zu den gemalten Tieren wünschte. Stotternd erzählte ich irgendwas von Lotta und Plumpsi und dem Tiger, der auszubrechen versucht, um beide zu fressen. Anna schlief ein. Ich traute mich nicht, sie zu wecken, und berichtete Rabea im Flüsterton, dass ich selbst gern male. Ich beschrieb meine Bilder, erzählte ihr, wie ich mir beim Malen vorstellte, selbst in diesen paradiesischen Urwelten und Urwäldern zu sein, und von meinem Traum, irgendwann mal weit fortzureisen, nach Afrika, Asien, Südamerika, wie ich reisen und malen würde, weit, weit fort von zu Hause.

»Da würde ich auch gern mitfahren.« Rabea strich Anna zärtlich eine Haarsträhne aus dem Gesicht. »Sie könnte ja bei Björn bleiben. Neuerdings freut er sich immer, wenn sie kommt. Würdest du mich denn mitnehmen?«

»Klar!« Ich bekam schon vor lauter Vorfreude einen roten Kopf.

»Okay, dann machen wir das. Ich habe tatsächlich einiges nachzuholen. Ich will ja nicht ewig im Zoo versauern, vielleicht bekomme ich irgendwann doch noch mein Bio-Studium fertig und dann reisen wir zusammen, du malst und ich forsche für meine Diplomarbeit oder so.«

»Das wäre toll!«

So saßen wir und schwärmten und träumten und schmiedeten Pläne, bis die Quiche aus dem Backofen geholt werden musste, Anna erwachte, mir die Beine eingeschlafen waren und ich beschloss, vor Beginn der Party noch einmal schnell nach Hause zu gehen, um mich umzuziehen.

Jagd

20. September, 18 Uhr

Vor dem Haus kein Patrick. Gut!

Ich duschte, zog mich singend um und setzte mich noch ein Weilchen in den Garten zu meinen Eltern, die den Spätsommerabend ausnutzten und draußen ein Glas Rosé tranken. Mein Vater erzählte von der Arbeit und dass er im Tierpark bisher nur Gutes über mich gehört habe. Er war stolz und ich freute mich darüber. Überhaupt war alles schön, das rote Laternchen mit dem brennenden Teelicht auf dem Tisch, das ich meiner Mutter letztens geschenkt hatte und das ihr offensichtlich gut gefiel, der leckere Wein, der Blick auf unser Haus, den gelbbelaubten Baum, die erleuchteten Fenster, das aufkommende Hier-bin-ich-zu-Hause-Gefühl, die Vertrautheit mit meiner Mutter, die fragte, wann sie mich später von der Party abholen solle, die Nähe zu meinem Vater, der den Arm um mich legte, »meine Große« sagte und froh war, dass ich an diesem Abend endlich mal nicht so bedrückt aussah wie in den ganzen letzten Tagen.

Sie winkten mir zu, als ich ins Haus ging, um meine Jacke zu holen und zu Rabea zu gehen. Ich winkte zurück, sprang die Stufen hinauf, nahm meine Sachen, schrieb meiner Mutter noch einmal Rabeas Adresse auf und verließ pfeifend die Wohnung.

Patrick stand vor dem Haus.

Melanie war nicht dabei, Tim und Till hielten sich abseits. Sie schossen sich ihren vergammelten Tennisball zu und schienen von dem, was um sie herum passierte, keine Notiz zu nehmen.

»Linda, sieht man dich auch mal?« Patrick lehnte an seinem Wagen, Türen geöffnet, Stereoanlage aufgedreht, Schlüsselbund in der Hand, so, als warte er auf jemanden.

»Wie geht's denn so?« Er kam auf mich zu.

»Keine Zeit«, murmelte ich und wollte an ihm vorbei.

Er breitete einfach die Arme aus. »Jetzt warte doch mal.« Seine Hand erwischte den Ärmel meiner Jeansjacke, ich riss mich los, er war schnell, umrundete mich, kam von vorn und versperrte mir den Weg. »Geburtstagsfeier oder neuer Lover?« Er zeigte auf das Geschenk, das ich für Rabea gekauft hatte, griff danach, ich konnte es gerade noch rechtzeitig unter meiner Jacke verstecken. »Sei ehrlich, hast du 'n Neuen? Und hast mich schon vergessen, ja? So schnell? Das fass ich nicht!«

Ich hätte einfach wieder ins Haus gehen können. Ich hätte auch schreien, schimpfen, um Hilfe rufen können. Aber ich sah Tim und Till grinsen und sah seinen bettelnden Blick.

»Hör auf mit dem Theater, Patrick! Es ist Schluss und dabei bleibt es auch.«

»Weil du 'nen andern Kerl hast?« Seine Augen füllten sich mit Tränen und Wut, ein höchst explosives Gemisch.

»Weil ich nicht mehr will.« Ich musste hier weg. Er würde mich nicht loslassen, und nie würde er dulden, dass ich einen neuen Freund hatte. Ich musste meine Eltern holen, zurück ins Haus.

»Warum denn nicht?« Leidende, lauernde, gefährliche Frage.

Frau Przybylla kam mit ihrem Hund die Straße entlang, blieb bei uns stehen, guckte streng. »Sie immer mit Ihrer lauten Musik!«, sagte sie zu Patrick und dafür hätte ich die alte Schachtel küssen mögen, ich wandte mich um, ließ sie mit ihm stehen und begann zu rennen.

»Linda!«, rief Patrick.

Aber er lief mir nicht nach. Nicht, wenn unsere Nachbarin ihm dabei zusah. Er wartete artig, bis sie im Hausflur verschwunden war. Dann stieg er in sein Auto, Tim und Till mit ihm.

Dass sie mich verfolgten, merkte ich erst, als ich an der Bushaltestelle wartete. Natürlich, es war kein Kunststück gewesen, zu erraten, dass ich zur Haltestelle gehen würde, jetzt kam der Bus, ich stieg ein, sie fuhren hinterher. Ich setzte mich nicht wie sonst nach ganz hinten, sondern hielt mich eher in der Mitte. Trotzdem konnte ich sie gut sehen: Als der Bus vor einer Ampel bremste und hielt, rollten sie auf der linken Fahrspur langsam an uns vorbei. Tim und Till lachten und alberten herum. Ein klasse Spaß für diese zurückgebliebenen Blödmänner! Patrick gab sich alle Mühe, es auch wie ein Spiel aussehen zu lassen, aber ich kannte ihn, bei ihm wurde aus Spiel schnell Ernst.

Ich überlegte fieberhaft, was ich tun könnte. Sie kannten die Fahrtroute des Busses, ein Abhängen war also unmöglich. Zwar hielt der Bus ziemlich direkt vor dem Haus, in dem Rabea wohnte, und ich würde wohl schneller drinnen sein als sie hinter mir, doch dann würde Patrick wissen, wo ich hingegangen war. Ich würde mich aber viel sicherer fühlen, wenn er so wenig wie möglich über meine neuen Freunde wusste.

Es herrschte Feierabendverkehr. Der Bus tuckerte von Haltestelle zu Haltestelle. Noch drei Stationen, dann müsste ich aussteigen.

Ich wagte einen Blick auf meine Verfolger. Tim hatte die Scheibe der Beifahrertür heruntergekurbelt, den Arm herausgehängt und Patricks Sonnenbrille aufgesetzt. Wahrscheinlich kam er sich wie ein megacooler Cop vor. Till lungerte auf dem Rücksitz herum, blätterte in einer Computerzeitschrift, hob aber einmal den Kopf, sah mich und deutete ein Achselzucken an. Vielleicht war er doch nicht ganz so blöd, wie er sich gab, vielleicht war ihnen beiden nur langweilig, und sie machten bei dem Spektakel mit, um nachher etwas zum Lachen und Lästern zu haben. Wie auch immer.

Für mich standen die Fronten jetzt fest. Sie gehörten zu ihm. Freundschaft abgehakt.

Patrick achtete angespannt auf den Verkehr. Er sah nur selten zum Bus herüber, seine Hände hatten das Lenkrad umklammert, seine Augen blickten starr, sein Unterkiefer hatte sich vorgeschoben: Heute Nacht würde er bestimmt im Schlaf mit den Zähnen knirschen.

Ich entschied mich blitzschnell. An der nächsten Haltestelle war viel Betrieb. Weiter vorn war ein Unfall passiert, die Polizei regelte den Verkehr. Autos konnten dort nicht einfach halten, Patrick und Co. mussten wohl oder übel den Bus überholen. Ich flitzte hinaus. Alte Leute mit Taschen und eine junge Frau mit Kinderwagen stiegen ein. Schaulustige drängten sich an der Unfallstelle. In dem Gewühl würden sie mich nicht sehen. Ich rannte die Straße ein Stück zurück und bog in eine kleine Grünanlage ein. Auf dem Fußweg wurde ich langsamer, von hier aus war es bis zu Rabeas Wohnung noch ein Stück zu laufen, doch das war mir egal, vor allem war ich erleichtert, hatte aber auch Angst, die gleich in Übelkeit umschlug.

Ich setzte mich auf eine Bank. Wie konnte mir ein blöder Streich wie dieser plötzlich so auf den Magen schlagen? Das war doch nicht normal: Ich hatte das Gefühl, mich schon wieder übergeben zu müssen! So schlimm war der Streich nun auch nicht gewesen! Ich kannte Patrick doch! Es wäre illusorisch, anzunehmen, ich würde mich schnell und komplikationslos von ihm trennen können. Mit ihm war es doch nie einfach gewesen.

Ich wollte die Angst nicht wieder hochkommen lassen und ich wollte mich nicht übergeben. Nicht hier in dem Mini-Park, der den Hunden als Klo, den Junkies als Treffpunkt und den Obdachlosen als Ruheplatz diente. Ich riss mich zusammen und stolperte, ständig vor mich hin spuckend, auf der anderen Seite der Grünanlage wieder hinaus.

Sie waren schlau. Sie ahnten, dass ich den Unfall nutzen würde, um zu verschwinden. Sie hatten kombiniert, wo ich ausgestiegen und wohin ich dann gegangen sein könnte. Auf der nächsten Hauptstraße holten sie mich ein. Patrick hupte. Tim grinste und lachte über mein erschrockenes Gesicht, Till wurde rot, wich meinem Blick aus.

Na und, dann sollten sie doch wie eine Bewachungseskorte

neben mir herfahren. Pech für sie, dass ich so langsam ging, dass sie mit ihrem Schritttempo den Verkehr aufhielten und unentwegt beschimpft und angeblinkt wurden. Mir war jetzt alles egal, ich fand sie alle drei zum Kotzen, überhaupt war das das Einzige, woran ich denken konnte.

Ich schleppte mich bis zu Rabeas Haus und tauchte in den Partytrubel ein.

Allerdings ließ ich Musik und Menschen ganz schnell wieder hinter mir, überreichte nur noch mein Geschenk, bevor ich mich auf der Toilette einschloss und mich dort so lange übergab, bis ich glaubte, beim nächsten Würgen würde der ganze Magen mit hochkommen.

Dann wusch ich mich, ruhte mich auf dem Badewannenrand aus, fing an zu heulen, beruhigte mich wieder, wusch mich ein zweites Mal, und nachdem mindestens eine halbe Stunde vergangen war, kam ich endlich aus dem Bad, öffnete, ohne mit jemandem zu reden, die Wohnungstür, ging in den Flur, die halbe Treppe hinunter und blickte durch die getönte, schmutzige Scheibe auf die Straße.

Patrick stand vor dem Haus.

Hilfe!

20. September, 20 Uhr

»Sag bloß, du willst schon wieder gehen? Wir haben ja gar nicht miteinander gesprochen! Wo warst du denn die ganze Zeit überhaupt?« Rabea stand eine halbe Treppe höher, sie hielt eine Flasche Bier in der einen Hand, die andere hatte sie in die Hüfte gestemmt.

»Ich werde beschattet, Rabea.«

»Was?«

Sie kam herunter. Sie trug enge Jeans und ein buntes Männerhemd, sie war ungeschminkt und hatte die Haare locker im Pferdezopf zurückgebunden, sie sah überhaupt nicht aufgemacht und trotzdem lebendig und attraktiv aus.

»Sag mal, ist alles in Ordnung mit dir?«

»Ja, bis auf die Tatsache, dass ich irgendwas am Magen habe und mein Ex mich verfolgt. Da, der Typ neben dem grünen Opel, das ist Patrick. Die beiden Knalltüten mit dem Tennisball sind seine Handlanger, harmlos, aber nervig.«

Rabea sah mich entgeistert an. »Soll ich das glauben?«

»Ja, sicher.« Ich nahm ihr die Bierflasche ab und trank einen großen Schluck.

Rabea guckte noch ungläubiger. So was hatte ich noch nie gemacht. Aber einmal ist ja bekanntlich immer das erste Mal.

»Ich bin fertig, ich sauf mir jetzt einen an«, sagte ich und stapfte die Treppe zu ihrer Wohnung hinauf.

»Linda, wenn dir so schlecht ist, solltest du keinen Alkohol trinken!«

»Mir geht's nicht schlecht! Über den Spinner da unten lache ich doch!« Ich stürzte mich ins Partygewühl. Ich wollte wirklich über Patrick lachen. Sollte er sich doch unten die Beine in den Bauch stehen. Hier wurde gefeiert!

Annas Vater Björn und etliche Leute aus dem Zoo waren da. Alle, die mir zuvor nur vom Sehen oder Hörensagen bekannt waren, bekamen nun Namen und Stimmen, es war richtig nett, ich gehörte ja dazu. Martin war natürlich auch da, aber zunächst begrüßten wir uns nur mit Blicken und Lächeln, beide unterhielten wir uns mal mit dem, mal mit jenem, bis wir auf einmal ganz plötzlich und zufällig ohne die anderen in Rabeas Schlafzimmer standen.

»Na?«, sagte er.

»Na?«, sagte ich.

Wir waren ziemlich verlegen.

In meinem Magen rumpelte das Bier und mein Blick hatte bereits das Zimmer abgecheckt. Es gab nur eine Tür, vor der Martin jetzt stand, aber da die Wohnung im ersten Stock lag und sich unter dem offenen Fenster ein kleiner Anbau befand, wäre es kein Problem, wegzukommen. Obwohl ich das natürlich nicht wollte. Martin war nicht Patrick. Patrick aber war real, und wenn Tim und Till nicht zu sehr gemault hatten, stand er noch immer mit ihnen als Wachtposten vor dem Haus. Es war grotesk, mir war wieder schlecht, aber nicht so arg, ich spürte wieder die Angst, aber der Alkohol überdeckte sie, ich war regelrecht angetrunken, aber das war nicht schlimm, sondern gut so, ich war schließlich auf dieser Party, um Spaß zu haben!

Wir gingen aufeinander zu.

»Na, du«, sagte Martin zum zweiten Mal.

»Selber: na du«, antwortete ich und dann küssten wir uns schon, Reden schien ja sowieso keinen Sinn zu machen, also küssten wir uns gleich, ich hatte nicht gewusst, welche Lust ich darauf gehabt hatte, aufs Küssen, aufs Martin-Küssen!

Wir lagen schneller auf Rabeas Bett, als man gucken konnte. Die Party lief in den anderen Räumen weiter, Patrick lief draußen auf und ab, das ganze komplizierte Leben lief draußen weiter, aber hier waren nur wir beide, sein Körper, seine Wärme, seine Hände, seine Küsse, alles war genau richtig und musste so sein, nur als ich seine Hand unter meinem Pulli spürte, sprang ich auf.

»Oh sorry, es ging alles so schnell, ich wollte nicht …«

Martin sah mir nach, ich ging auf und ab, mein Herz schlug hart und schnell, mir war heiß und schwitzig, mir war übel, das Dach des Anbaus war nur einen knappen Meter entfernt, kein Problem, aber ich war ja sogar zu dämlich gewesen, aus dem Fenster einer Erdgeschosswohnung zu klettern, Moment mal, ich war nicht zu dämlich, ich war zu feige gewesen, weil Patrick nämlich meine Jeanshose in seinem Zimmer eingeschlossen hatte und ich es nicht gebracht hätte, nur im Slip nach Hause zu gehen.

»Linda, komm wieder her, bitte.«

Ich drehte mich zu Martin um, sein Arm war ausgestreckt, ich nahm die Hand, er zog mich zu sich heran, küsste jede meiner Fingerspitzen.

»Ich hab's schon an dem Tag im Café gespürt, nein, schon beim ersten Mal, als ich dich sah, da …«

Ich schaffte es kaum, ihm zuzuhören, und wollte es doch so sehr.

Da ging die Tür auf und Martin schoss vom Bett hoch. Ich erschrak zwar auch, war aber gleichzeitig froh über die Störung.

Björn schaute herein, sagte: »Ach, hier seid ihr!«, grinste, drehte sich dann um und rief den anderen zu: »Linda ist doch noch nicht gegangen, sie ist hier, und es sieht ganz so aus, als ginge es ihr kein bisschen schlecht!« Er wollte die Tür wieder schließen, aber ich war schneller, hielt sie auf.

»Ich brauchte nur ein bisschen frische Luft.« Ich deutete auf das geöffnete Fenster, lächelte Rabea an, die auf mich zukam. »Du brauchst dir keine Sorgen um mich zu machen.«

»Tu ich aber. Und dein Typ steht immer noch da unten. Nur die beiden Jüngelchen sind nicht mehr da.«

Ich schluckte, wusste nicht, was ich sagen sollte.

Martin trat hinter mich, strich mit seiner Hand über meinen Rücken, meinen Po. »Welcher Typ?«, fragte er.

»Ihr Exfreund«, erklärte Rabea.

»Ach so.« Martins Hand verschwand, ich konnte mir vorstellen, was er dachte: Sie hat noch was mit ihm!

»Er will nicht begreifen, dass Schluss ist«, sagte ich und drehte mich zu Martin um. »Es ist aber vorbei. Er lässt mich nur einfach nicht in Ruhe.«

Martins Gesicht entspannte sich, seine Hände kehrten zu mir zurück, legten sich um meine Hüften. »Soll ich ihm mal Bescheid sagen? Soll ich mir mal was einfallen lassen?«

»Nein!«, sagten Rabea und ich wie aus einem Mund. »Jetzt feiern wir erst mal und denken nicht weiter dran!«

Das taten wir. Wir redeten, aßen, tranken und tanzten, bis meine Mutter wie vereinbart um Viertel nach elf vor dem Haus hielt. Zu diesem Zeitpunkt war Patrick endlich verschwunden. Ich erwog, meiner Mutter nichts von der Verfolgung zu verraten, aber Rabea begleitete mich hinaus und tat es schon an meiner Stelle.

Meine Mutter war schockiert, sagte, sie müsse mit meinem Vater darüber reden, so gehe das nicht weiter.

Als Patrick am nächsten Tag wieder vor der Haustür stand, sprach ihn mein Vater barsch an und verbot ihm den Umgang mit mir. Patrick sagte, er habe gestern einen letzten Versuch machen wollen, mich zurückzugewinnen, aber eingesehen, dass es keinen Sinn habe. Jetzt warte er gar nicht auf mich, sondern auf Melanie. Sie wollten gemeinsam mit Tim und Till zum Trödelmarkt fahren. Das konnte man ihm wohl nicht verbieten.

Melanie

21. September, 17 Uhr

Vom Balkon aus sah ich Melanie und ihre Mutter im Garten Laub zusammenfegen. Ich brauchte etliche Minuten, bis ich mich überwinden konnte, zu ihnen hinunterzugehen. Melanies Mutter freute sich, mich zu sehen, sie war es, die mich ansprach, die mir ihre Harke in die Hand drückte und sagte, wir wollten doch bestimmt ein bisschen alleine sein.

Wir setzten uns an das gleiche Tischchen, an dem ich am Tag zuvor mit meinen Eltern gesessen hatte. Ich erzählte Melanie von dem Abend und Patricks Benehmen. Sie schwieg, knibbelte an ihren Fingernägeln herum.

»Warum bist du jetzt dauernd mit ihm zusammen? Bist du in ihn verliebt?«, fragte ich.

Melanie schüttelte unwirsch den Kopf. »Quatsch! Er himmelt mich an, aber ich will nichts von ihm.«

»Das würde ich dir auch nicht raten.«

»Eifersüchtig?«, giftete sie und ich sah ihr Gesicht zum ersten Mal anders, vulgär kam es mir vor, der breite Mund, die Schminke, die Oberflächlichkeit.

»So meinte ich das nicht. Ich meinte eher, dass ich dir nicht wünsche, dass er sich entschließt, was mit dir anzufangen.«

»Kannst du dich auch einfacher ausdrücken?«

Ich seufzte, beobachtete ein Rotkehlchen, das kicksend unter die Zweige des Holunderstrauchs hüpfte. »Ich meine«, sagte ich langsam, »dass ich mir für dich einen netteren Freund wünsche. Patrick ist nicht nur so toll, ideenreich und charmant, wie er für Außenstehende wirkt.«

Melanie schwieg einen Moment. »Weiß ich«, sagte sie schließlich leise.

»Wieso?«

»Heute hat er mir den Arm umgedreht, das tat ganz schön weh. Ich dachte, er macht Spaß, wir haben uns ein bisschen gekäbbelt, er wollte wissen, wer deine neuen Freunde sind. Ich hab erst so getan, als wüsste ich was, wir haben ein bisschen geflirtet und eine Art Ratespiel gemacht, eben Spaß, und dann hat er gemerkt, dass ich gar nichts wusste, da ist er richtig fies geworden.«

Ich beugte mich über den Tisch zu ihr herüber, berührte ihre Hand. »Es tut mir Leid, dass ich nicht mehr zu euch komme, aber solange er da ist und nicht einsieht, dass er mich in Ruhe lassen muss, kann ich seine Anwesenheit nicht ertragen.«

Melanie nickte müde. »Ja, das versteh ich inzwischen. Ich war sauer, weil ich dachte, du wolltest auch mit mir nichts mehr zu tun haben.«

»Unsinn! Wieso sollte ich?«

Wir hatten beide ein bisschen Tränen in den Augen. Immerhin kannten wir uns schon von klein auf, waren Freundinnen gewesen, solange wir denken konnten, schade, wenn unsere Freundschaft jetzt kaputtgegangen wäre. Nachdem wir uns versöhnt hatten, redeten wir noch ein bisschen über die Schule, Tim und Till, die Nachbarn, Sonjas neue Frisur, ihren Freund David, den noch keine von uns gesehen hatte, die üblichen wichtigen und unwichtigen Dinge.

Als es uns zu kühl wurde, fragte ich Melanie, ob sie noch mit zu mir käme, aber sie wollte sich hinlegen, hatte ihre Periode.

Ich glaubte ihr das und nahm es ihr nicht übel. Wir gingen ins Haus. Bevor sie in ihrer Wohnung im ersten Stock verschwand, war ich beinahe so weit, ihr von meiner Angst zu erzählen. Aber die letzten zwei Wochen hatten unsere Freundschaft arg strapaziert und der Riss war noch nicht wieder ganz gekittet, daher ließ ich's bleiben. Ich ging ins Bad. Melanie hatte also ihre Periode. Meine, das war nicht mehr zu leugnen, ließ diesmal lange auf sich warten.

Die letzte Nacht II

3. November

Vor die Sterne haben sich Wolken geschoben. Es wird kühl auf dem Balkon.

Drinnen sind noch immer die üblichen Geräusche des laufenden Fernsehers aus dem Wohnzimmer zu hören: Schreie, Schüsse, »Stehen bleiben! Polizei!«. Es würde mich nicht wundern, wenn meine Eltern vor der Flimmerkiste eingeschlafen sind. Um zwei Uhr schlafen sie normalerweise schon lange. Natürlich wissen sie, dass dies eine besondere Nacht ist. Vielleicht wollen auch sie wach und klar im Kopf bleiben in der Hoffnung, dass ihnen die geniale Lösung einfallen wird. Mittlerweile wäre ich eher bereit zu glauben, dass ein Engel ihnen im Schlaf die geniale Lösung ins Ohr flüsterte, als dass sie durch reines Nachdenken darauf kommen. Wenn überhaupt, bin ich die Einzige, die auf die Lösung kommen kann. Das Problem ist nur, dass mir die Zeit wegläuft.

»Berlin 2 Uhr 20« zeigt die neue Uhr, die ich letztens mit Rabea zusammen in einem Andenkenladen des Flughafens gekauft habe. Wir wollten Björn abholen, der beruflich für ein paar Tage nach London geflogen war. Da seine Maschine Verspätung hatte, bummelten wir durch die Ladenzeilen, lasen Last-Minute-Angebote und suchten uns zum Spaß Reiseziele aus.

Hätte man mir ein Ticket geschenkt, wäre ich vermutlich überallhin geflogen: Auckland, Mali, Reykjavik.

Aber mein Problem hätte ich mitgenommen, selbst wenn ich auf die andere Seite der Erdkugel geflohen wäre.

Zum Trost für die Reisen, die wir nicht zusammen machen konnten, kauften Rabea und ich uns die Uhr.

Sie hat mehrere Zifferblätter und zeigt jeweils die Uhrzeiten verschiedener Orte der Welt an, so hat man, auch wenn man nie aus Deutschland herauskommt, das Gefühl, Kosmopolit zu sein: eine richtige Fernweh-Uhr.

In Los Angeles ist es jetzt 17 Uhr 22, in New York 20 Uhr 22 und in Rio de Janeiro 21 Uhr 22. Wäre ich jetzt an einem dieser drei Orte, zöge sich der Countdown zu meiner Deadline noch hin, ich stünde vielleicht nicht so unter Druck, die Gnadenfrist wäre ein bisschen länger. Aber würde das etwas ändern?

In Singapur wäre es jetzt 8 Uhr 22, die Zeit abgelaufen, die Operation mitten im Gange. Ich möchte nicht in Singapur sein und auch nirgendwo sonst, wo es jetzt 8 Uhr 22 ist! Aber auch nicht in Sydney, da ist schon 10 Uhr 22 und alles vorbei, nichts mehr rückgängig zu machen, die Schicksalsstunde abgelaufen, das Fallbeil gefallen …

Mach dich gefälligst nicht verrückt! Reiß dich zusammen, noch hast du Zeit, noch ist alles offen.

Manch eine würde sagen: Hätte ich das Schlimmste doch schon überstanden, am besten im Schlaf, am besten in Vollnarkose, am besten mit anschließender Amnesie. Was weg ist, ist weg.

Ich sage, ich will dem Schlimmen so lange ins Auge blicken, bis es mich nicht mehr erschrecken kann.

Hehre Ziele, aber ich habe schon viel geschafft in den letzten Wochen, ein Ungeheuer habe ich schon besiegt, das hat mir Mut gemacht, viel Mut.

Äußerst leise schleiche ich in die Küche. Ich will meine Eltern nicht wecken, auf keinen Fall wieder in die Tretmühle des Redens geraten. Spinnen am Morgen bringt Kummer und Sorgen, Reden in der Nacht – noch nie was gebracht.

Im Hausflur ist alles ruhig, und draußen auf der Straße parken ausschließlich die Autos, die hier hingehören. Ich kann also einen Spaziergang wagen, aber nicht zu weit. Vor der Dunkelheit fürchte ich mich sehr und traue mich heute nur hinaus, weil ich mir sicher bin, dass mich in dieser besonderen Nacht bestimmt keiner überfallen und umbringen wird.

Heute Nacht bin ich quasi unsterblich. Mein Schicksal ist es, eine Entscheidung allein zu treffen, dafür einzustehen, durchzuhalten, den Alptraum zu Ende zu bringen.

Ich trete vor das Haus. Die Straße ist dunkel bis auf das milchige Licht der Laternen und eine erste Weihnachtsbeleuchtung in einem Fenster. Bevor ich losgehe, betrachte ich einen Moment das wechselnde Aufblinken der bunten Lämpchen.

Die Erinnerungen kommen. Meine Auszeit dauert an.

Kontrollgänge

22. – 26. September

Eines Nachts träumte ich, ich müsste zu Patrick zurückkehren. Am Vormittag tauchte er dann prompt in der Schulpause auf. Ganz plötzlich stand er neben mir und Melanie, sie verwickelte er sofort in ein Gespräch, mir warf er schmachtende Blicke zu.

»Ich geh schon mal in die Klasse«, sagte ich, obwohl ich mit meiner Freundin eigentlich noch ein paar Vokabeln für den anstehenden Englischtest nachsehen wollte.

»Ich warte immer noch darauf, dass du zu mir zurückkommst!« Patrick hielt mich am Arm fest. »Hast du vergessen, was wir alles Schönes vorhatten? Ich glaube noch daran, Linda, hab mir gestern noch Wohnmobile angesehen!«

Für einen Moment war der Schock so stark, dass es mir die Sprache verschlug.

»Mäuschen, bitte!«, bat Patrick. Seine blauen Augen füllten

sich mit Tränen. Sein Griff lockerte sich, er ließ meinen Arm los, strich mir durchs Haar.

Ich bekam noch immer kein Wort heraus, rührte mich nicht.

Melanie sah mich an. Lauernd. Würde ich zu ihm zurückkehren?

»Viep!«

Ich fing mich wieder, wand mich aus seinem Arm, rief: »Da kannst du warten und viepen, bis du schwarz wirst!«, und rannte, so schnell ich konnte, ins Schulgebäude.

Drinnen steuerte ich das Klo an, schloss mich in einer Kabine ein. Mein Herz klopfte heftig. Mir war flau. Ich musste mich gegen die Tür lehnen. Ich musste wissen, ob ich endlich meine Periode bekommen hatte.

Nein.

Ich rechnete, verhaspelte mich, brachte die Tage durcheinander, gab es auf. Ich war einfach zu nervös. Patrick machte mich nervös! Patrick brachte mich dazu, mir in meiner Angst vor ihm Horrorszenarien auszudenken! In Wirklichkeit gab es keinen Grund zur Sorge! Der Zyklus der Frau ist durch Stress beeinflussbar, das ist doch bekannt.

Es gelang mir, mit solchen Sprüchen die Angst einigermaßen in Schach zu halten. Dennoch begann ich von diesem Moment an, regelmäßig Kontrollgänge zu machen. Zuerst eher sporadisch, dann immer häufiger, bis es so weit war, dass ich schon während eines Toilettenbesuchs überlegte, wann ich das nächste Mal wieder gehen würde. Es war wie vor einem Jahr, als ich mich zu dick gefühlt und diese heftige Diät gemacht hatte. Schon der erste Gedanke beim Aufwachen am Morgen galt den Kalorien, die ich an diesem Tag nicht zu mir nehmen wollte.

Jetzt waren es die Kontrollgänge, die fast mein ganzes Denken beherrschten. Während der Unterrichtsstunden kritzelte ich Uhrzeiten auf meine Heftränder, malte mir aus, wann ich endlich einen Erleichterungsseufzer würde ausstoßen können. In der sechsten Stunde vielleicht, in Mathe, so gegen 12 Uhr 30? Dann würde ich mir zur Belohnung ein Negerkussbrötchen kaufen, die hatte ich früher nie gemocht, aber jetzt fand ich sie ganz geil.

Obwohl Melanie weiterhin ziemlich abweisend zu mir war, fiel ihr mein Verhalten auf.

»Was rennst du denn immer zum Klo?«

»Blasenentzündung«, schwindelte ich.

»Und warum bleibst du dann nicht zu Hause?«

»Nö, Schule ist doch interessant.«

»Ah ja.« Melanie machte ein Gesicht, das ganz deutlich zeigte, dass sie mir nicht glaubte.

Ich gab mir auch keine große Mühe, sie von meiner Notlüge zu überzeugen. Mir fehlte in diesen Tagen die Kraft dazu. Manchmal wollte ich einfach nur heulen.

Gnädigerweise kam es auch vor, dass ich für ein paar Stunden nicht an mein Problem dachte. Die Arbeit im Zoo lenkte mich ab, auch das Malen tat mir gut, ich war wahnsinnig produktiv und erntete von allen, die meine Bilder sahen, großes Lob. Erlöst fühlte ich mich auch, wenn ich mit Martin zusammen war. Der Umgang mit ihm war so wunderbar leicht und unproblematisch, er nahm nicht alles so furchtbar ernst wie Patrick, er war nicht so von seiner Liebe zu mir besessen, er freute sich, wenn ich Zeit für ihn hatte, verfiel aber nicht in Depressionen, wenn ich ihm einen Korb gab.

In gewisser Weise verhielt ich mich superpubertär: Mal war ich himmelhoch jauchzend froh, verliebt und von allen Sorgen frei, dann wieder am Boden zerstört und völlig verzweifelt. In solchen Phasen rannte ich beinahe zwanghaft alle zehn Minuten ins Bad, stand sogar nachts auf, um nachzusehen, ob sich nicht etwas tat. Es tat sich nichts.

Nur die Unruhe wuchs so sehr, dass ich immer öfter fürchtete, ich könnte plötzlich und vor allen Leuten zusammenbrechen.

Angebote

27. September

Meine Stimmungsschwankungen erreichten ihren Höhepunkt am Samstag. Im Zoo waren in der Nacht zuvor Tigerjunge geboren worden, und da das Muttertier und die Kleinen wohlauf waren, waren auch wir Menschen guter Stimmung.

Als ich nach der Schule ins Bauernhaus kam, wartete Martin schon auf mich und führte mich ins Raubtierhaus, wo wir mit anderen Tierpflegern zusammen die Kleinen noch vor den Besuchern sehen durften. Martin und ich drückten unsere Nasen an die Panzerglasscheibe, hinter der die Mutter mit den Jungen lag, und sahen ihr beim Säugen zu. Im Dienstraum des Raubtierhauses standen für alle Mitarbeiter zur Feier des Tages Getränke und Kleinigkeiten zum Naschen bereit. So kam es, dass wir schon um Viertel nach drei mit unserem ersten Glas Sekt anstießen. Mir fiel ein, dass meine Eltern an diesem Abend mit

Freunden ins Theater wollten und ich also sturmfreie Bude haben würde. Da fasste ich mir ein Herz und lud Martin zu mir ein. Er sagte prompt zu, und als ich dann, nach einem weiteren Schluck Sekt, auch noch keck hinzufügte: »Meine Eltern sind nämlich nicht da«, zwinkerte er mir spitzbübisch zu.

Das zweite Glas Sekt trank ich nach Arbeitsende im Büro meines Vaters. Auch dort wurden die Tigerjungen gefeiert, da sie natürlich eine Attraktion für die Zoobesucher und eine gute Werbung für das Image der Zoos generell waren. Journalisten waren eingeladen, der Chef meines Vaters hielt eine kurze Ansprache, und mein Vater, der Pressereferent, nutzte die Gelegenheit, stolz seine große Tochter vorzustellen, der er die Liebe zum Zoo vererbt habe und die so begeistert sei, dass sie nicht nur nach der Schule im Streichelgehege arbeite, sondern ihre Eindrücke auch künstlerisch umsetze. Dabei deutete er lässig auf mein großformatiges Dschungelparadies-Bild über seinem Schreibtisch. Ehe ich mich's versah, klickten Fotoapparate, ein paar wichtige Leute wurden vor mein Bild gestellt, um vor ihm abgelichtet zu werden, und als sei das noch nicht genug, fragte Papas Chef mich ganz offiziell, ob ich nicht Lust habe, anlässlich der großen Jubiläumsfeier am 30. Oktober eine kleine Ausstellung meiner Bilder im Raubtierhaus zu präsentieren.

Mir schwirrte vom Sekt schon ganz schön der Kopf, nur deswegen zögerte ich nicht, sondern sagte sofort zu. Mein Vater war begeistert, ich wurde beglückwünscht und auch noch fotografiert.

Als wir nach Hause fuhren, war mein Gesicht knallrot und ich schloss während der Fahrt erschöpft die Augen.

»Wie viele Bilder brauche ich denn?«, überlegte ich laut. »Und was ist, wenn die anderen Bilder den Leuten nicht gefallen? Oh Gott, hätte ich mich nicht darauf eingelassen, die Bilder sind ja nicht alle gleich gut, und ich weiß nicht, ob ich es schaffen werde, bis zum Jubiläumsfest noch ein paar richtig gute zu malen!«

»Keine Panik«, beruhigte mich mein Vater, der meine Nervosität spürte. Meine aufkommende Übelkeit konnte er unmöglich spüren, aber vielleicht tat er es doch, denn als wir die Stufen zu unserem Haus hinaufgingen, legte er mir den Arm um die Schulter. »Die Bilder, die in deinem Zimmer hängen, sind doch toll. Wenn du sie jetzt noch rahmst, werden die Leute begeistert sein.«

»Aber sie sind nicht gut genug!«, quengelte ich und hatte auf einmal den Wunsch zu heulen. Mir war schlecht, ich war so schlapp, dass ich kaum die Treppe hinaufkam, und mein Übermut, den ich den ganzen Tag gehabt hatte, würde bestimmt noch dafür sorgen, dass ich bald böse auf die Nase fiel.

Dafür sprach auch der obligatorische Gang zum Klo: Nichts, rein gar nichts, das würde noch ein schlimmes Ende nehmen!

In der Wohnung roch es nach Abendessen, Gemüseauflauf – mein Lieblingsessen, aber der Geruch erinnerte mich heute nur daran, dass mein Magen so leer war wie mein Kopf bei dem Gedanken, nachher noch malen zu wollen. Nein, heute Abend würde ich ja gar nicht malen können, gleich würden meine Eltern fortfahren und später dann Martin kommen. Martin ... Himmel noch mal, den hatte ich einfach so eingeladen ...!

»Gut, dass ihr endlich da seid. Ich warte schon mit dem Essen. Setzt euch, wir wollen gleich anfangen, Karsten, wir müssen Petra und Andi noch abholen, das dürfen wir nicht vergessen!«

»Können die nicht mal mit ihrem eigenen Auto fahren, ich bin doch nicht immer der Chauffeur!«, maulte mein Vater, wusch sich am Spülbecken die Hände und setzte sich. »Annette«, begann er, während er seinen Teller füllte, »unsere Tochter wird mal eine berühmte Malerin. Demnächst hat sie schon ihre erste Ausstellung!«

Er strahlte übers ganze Gesicht und auch meine Mutter sah mich freudig an, nahm mich in die Arme, drückte mich und tat mir eine große Portion auf den Teller.

Ich saß da und alles drehte und vermischte sich ineinander, Glück und Unglück, Appetit und Übelkeit, die Vorfreude auf den Abend, die Ausstellung und die Angst davor, alles drehte sich durcheinander wie in einem Karussell, verfloss wie mit zu viel Wasser angemischte Farben auf der Leinwand, und während ich lächelte, genoss und aß, musste ich vor allem daran denken, wie ich es diesmal vermeiden könnte, mich zu übergeben.

Keine Chance. Wir hatten gerade zu Ende gegessen, da sprang ich auf und floh ins Bad. Meine Eltern folgten mir mit besorgten Blicken, und als ich wieder herauskam, wollten sie wissen, ob sie vielleicht an diesem Abend zu Hause bleiben sollten.

»Nein, danke, ihr könnt ruhig fahren, ich hab im Moment einen nervösen Magen, das geht vorbei, es geht mir schon wieder gut.«

»Vielleicht lag es an den Pilzen. Die hab ich aber erst heute auf dem Markt gekauft, die sind ganz frisch gewesen!« Meine

Mutter sah meinen Vater ängstlich an, der sagte: »Ich spür nichts. Mir geht's gut.«

»Es lag nicht an deinem Essen, Mama.« Ich versuchte sie zu beruhigen, zwang mich zu einem Lächeln, schleppte mich in mein Zimmer und ließ mich rücklings aufs Bett fallen.

»Die Aufregung«, konstatierte mein Vater, der mir gefolgt war.

»Ja«, stimmte ich ihm zu.

»Ach, du musst dich doch nicht immer so aufregen!«, sagte meine Mutter, setzte sich zu mir aufs Bett und nahm meine Hand. »Du hast sie mit dieser dummen Ausstellungs-Idee mal wieder völlig überfahren, Karsten!«

»Wenn du lieber doch keine Ausstellung machen willst, Linda, dann machst du eben keine. Es ist nur ein Angebot, es steht kein Zwang dahinter!«

Ich nickte, und mein Vater verließ mein Zimmer, um sich für den Theaterabend umzuziehen. Meine Mutter aber blieb noch an meinem Bett sitzen.

»Sag mal«, fragte sie nach einer Weile unvermittelt, »was macht eigentlich deine Periode, bekommst du sie regelmäßig?«

Ich wurde rot. »Äh, ja«, antwortete ich schnell. »Wieso? Im Moment …«

Meine Mutter sah mich aufmerksam an. Ihr Gesicht verriet keine Gefühle, ich konnte nicht erkennen, ob sie erleichtert oder besorgt, befangen oder hellhörig geworden war.

»Ach, es war nur so eine Frage«, sagte sie ruhig, sah mich aber weiterhin nachdenklich an. »Manchmal können solche Symptome wie Bauchweh und Übelkeit ja auch mit dem Hormonhaushalt zu tun haben.«

Sie machte wieder eine Pause, ich schwieg ebenfalls, ich war in diesem Augenblick wie ein Käfer, der sich tot stellt.

»Wenn das häufiger vorkommt, musst du mal zum Arzt gehen.«

»So häufig war es gar nicht, nur ein- oder zweimal, es war ja auch in letzter Zeit alles so aufregend: der ganze Mist mit Patrick, der Streit mit Melanie, der neue Job im Zoo, dann hab ich mich neu verliebt und …«

Diese Argumente beruhigten nicht nur mich, sie schienen auch bei meiner Mutter zu wirken. »Ja, ja, das kann schon die Ursache sein. Kein Grund, sich noch mehr aufzuregen«, sagte sie und streichelte über meinen Kopf.

Mein Vater kam wieder herein. »So, ich bin so weit. Guck mal, Annette, passt das blaue Jackett dazu?«

Meine Mutter musterte ihn, nickte, sah dann auf die Uhr.

»Wir müssen los. Aber du und ich, Linda, wir müssen mal wieder miteinander reden, nur wir zwei, okay?«

»Ja, das machen wir, Mama.«

Sie küsste mich zum Abschied auf die Stirn, mein Vater griff nach meinem Fuß, kitzelte mich ein bisschen. »Geh doch noch ein Stündchen zu Melanie runter!«, schlug er mir vor.

»Mal sehen. Vielleicht. Vielleicht krieg ich auch Besuch.«

Meine Eltern tauschten Blicke.

»Aha!«, machte mein Vater, grinste und stieß meine Mutter an. »So ist das mit unserm lieben Töchterchen, die ›sturmfreie Bude‹ hat sie schon längst eingeplant!«

Meine Mutter wurde wieder etwas ernster, brachte aber auch ein Lächeln zustande. »Wir reden morgen mal«, sagte sie und ging.

Die Wohnungstür fiel zu. Ich blieb weiter auf meinem Bett liegen. Es war wirklich langsam Zeit, mir Sorgen zu machen. Ich konnte nicht immer und immer so tun, als ob nichts wäre.

Ich langte nach meinem Kalender, der auf dem Nachttisch lag. Meine letzte Periode war am 10. August gewesen. Jetzt hatten wir den 27. September. Kein Zweifel, so oft ich die Daten auch nachschlug und verglich, sie änderten sich nicht.

Theoretisch waren es nur ein paar Tage. In meinem Alter konnte sich da immer mal etwas verzögern. Melanie bekam ihre Periode sowieso nur alle drei Monate, bei ihr hatte sich noch gar nichts eingespielt. Ich war aber nicht Melanie und das schienen die anderen genauso gut zu wissen wie ich selbst. Sonja fragte, Melanie war misstrauisch, Rabea hatte schon eine Anspielung gemacht und jetzt drohte mir meine Mutter auch noch ein Gespräch an.

Zunächst würde ich ihr noch nichts verraten. Die Möglichkeit, dass ich am nächsten Tag meine Menstruation bekommen würde und also mit dem Schrecken davonkäme, war ja schließlich noch da. Wenn überhaupt, würde ich nur Rabea einweihen. Aber nichts überstürzen! Nur keine Panik!

Ich würde mir eine Frist setzen. Ich würde meiner Periode noch bis Montag Zeit geben, also bis übermorgen. Ich würde meinem Körper ein Angebot machen: Bis Montag, und wenn dann nichts kommt, wird gehandelt.

Einmal hatte dieser Trick bereits funktioniert. Ich hatte vor einer Klassenfahrt starke Bauchschmerzen bekommen, und meine Mutter hatte mir angedroht, wenn sie bis zum Abend vor der Abreise nicht verschwunden seien, müsse ich zu Hause bleiben. Das wollte ich natürlich nicht und so versuchte ich mich zu lockern und auf einmal verschwanden die mysteriösen Bauchschmerzen tatsächlich von selbst. Diese Erinnerung gab mir Halt. Das Gefühl, eine Gnadenfrist zu haben, beruhigte. Bis Montag, das war doch noch lang hin! Heute brauchte meine Periode also gar nicht zu kommen, morgen Abend wäre okay, dann würde die Erleichterung umso größer sein!

In der Kunst, mir selbst etwas vorzumachen, war ich noch nie gut. Diesmal aber klappte es einigermaßen. Zumindest konnte ich meine Sorge ein letztes Mal wegschieben, als ich das Türklingeln hörte und durch den Spion Martin mit einer Flasche Sekt und einer neuen, weißen Leinwand für mich vor der Tür stehen sah.

Sternhagelvoll

27. September, 20 Uhr

Wir tranken den Sekt auf dem Balkon. Von unten, vom Borrussia-Dortmund-Fan-Club, hörte man dann und wann einen Aufschrei. Offenbar saß die ganze Truppe vor dem Fernseher und sah sich eine Spielübertragung an, den lebensgroßen Stoffteddy in den schwarz-gelben Vereinsfarben hatten sie jedenfalls schon am Nachmittag wieder auf der Wiese platziert.

Natürlich war es Martin, der auf die Idee mit dem Streich kam. Er trennte ein Blatt aus meinem Skizzenblock, malte ein großes blau-weißes Schalke-Emblem darauf, bastelte mit Hilfe eines Bambusstocks eine Fahne und beschloss, sie dem BVB-Teddy in die Tatze zu drücken.

»Bist du verrückt?«, flüsterte ich. »Die nehmen Fußball total ernst. Die hassen Schalke. Die flippen aus, wenn sie das merken!«

»Risiko!«, flüsterte Martin, seine Augen leuchteten, seine Zunge spielte um seine weißen Zähne.

»Da sitzen bestimmt zwanzig hochmotivierte Fans zusammen«, sagte ich ängstlich. »So verrückt war ja nicht mal mein Ex!«

»Umso besser!« Martin grinste und beugte sich zu mir, er schmeckte nach süßem Sekt und den Erdnüssen, von denen er sich gerade ein paar in den Mund gesteckt hatte, er schmeckte nach Herbst und allen guten Dingen der Welt, er schmeckte nach mehr, aber er löste sich sanft von mir und sagte: »Ich muss das jetzt einfach machen, mich juckt es regelrecht in den Fingern. Los, komm!«

Wir schlichen durchs Treppenhaus und durch den Hinterausgang in den Garten. Ich fühlte mich wie ein Kind, das etwas Verbotenes tut, gleichzeitig wirklich stolz und super-übermütig, ich genoss den Nervenkitzel, ich genoss es, Martin zuzusehen, der über die Wiese auf den Stoffbären zuschlich.

Es war kurz nach acht, das Fußballspiel hatte eben begonnen, der Fan-Club war voll auf die TV-Übertragung konzentriert. Aus der Wohnung drangen aufgebrachte Stimmen: »Warum der Trainer diese Lusche wieder aufgestellt hat, dat versteht doch kein Mensch!«, »Ich würd dem Faulpelz schon Beine machen, dat kannse mir glauben!«, und »Kumma, kumma, wat der für'n Scheiß macht, der muss abgeben, abgeben, sach ich!«

Bitte, Jungs, dachte ich, guckt brav ins Fernsehen, keinen Blick aus dem Fenster!

Martin erreichte den Bären, drückte ihm die Fahne in die Pfote.

»Beeil dich, beeil dich doch!«

»Warte, ich hab's gleich …«

»Mach hinne!«, flüsterte ich verzweifelt und merkte, wie ich unbewusst die Sprache der Fans übernahm.

Da brüllte auf einmal einer von ihnen los. »Dat gibt's doch nich!« Ich hörte, wie eine Bierflasche mit Karacho auf den Eichenholzcouchtisch gedonnert wurde. Ob sie Martins Freveltat schon entdeckt hatten oder sich nur über das Geschehen im Fernsehen ereiferten, war mir nicht klar, nur, dass wir verschwinden mussten. Martin kam schon auf mich zugerannt. Wir ließen die Gartentür hinter uns zuknallen, hechteten an der Wohnungstür des Fan-Clubs vorbei und spurteten die Treppen hinauf.

»Haben sie dich gesehen?«, keuchte ich oben und steckte hektisch den Schlüssel ins Schloss.

»Weiß nicht!«

Wir schlüpften in die Wohnung, sperrten hinter uns ab, atmeten heftig, umarmten uns zum zweiten Mal und lauschten.

Aus dem Hausflur war nichts zu hören.

»Glück gehabt.« Martin pustete in mein Ohr, lachte leise. »Die werden ausrasten, wenn sie den Teddy sehen.«

Ich konnte seinen Herzschlag spüren, seine Hände auf meinem Rücken, sein Gesicht an meinem. Kurz darauf lagen wir in meinem Bett.

Mit Patrick war ich nie so locker gewesen. Ich hatte nie so richtig Lust darauf gehabt. Zuerst balgten wir ein bisschen mit den Kopfkissen, kitzelten uns und freuten uns über unseren

Streich. Dann schnappte er sich Plumpsi. »Was haben wir denn hier für ein Hängebauchschwein? Ist das Lotta?«

»Das ist Plumpsi, den hab ich aus der Mülltonne gerettet!«

Martin hielt ihn an seine Nase, tat so, als schnüffele er daran. »Ach, deshalb der Geruch!«

»Doofmann!« Ich wollte mit einem Kissen zuschlagen, aber er nahm es mir ab und küsste mich.

In diesen Minuten, während wir uns zusammenkuschelten und kichernd zuhörten, wie die Fans sich unten über unseren Streich aufregten, gelang es mir, alle meine Ängste auszublenden, der Name Patrick verschwand aus meinem Gedächtnis, und die Sorge um die ausgebliebene Regel verschob ich auf morgen, wenn ich meiner Mutter sagen würde, dass ich die Pille wollte. Denn das glaubte ich ganz sicher zu wissen, als Martin meine BH-Träger über meine Schultern schob und mich auf die Brüste küsste, ich würde jetzt die Pille brauchen und wollen.

Der Gedanke war schön. Ich war genauso gut dran wie Sonja. Warum denn auch nicht, warum denn nicht endlich glücklich sein, sich wohl fühlen?

Ich legte mich auf den Rücken, Martin streichelte mich, mein Blick glitt über seine Hände, meinen Oberkörper, die Bettdecke, die Bilder an der Wand, den Balkon, den Nachthimmel.

»Kann man im September noch Sternschnuppen sehen?«, flüsterte ich.

»Weiß nicht. Muss man mal gucken.«

»Ich seh welche. Vielleicht sind's aber auch Flugzeuge.«

»Sag Bescheid, wir fliegen mit. Am besten in die Karibik.«

»Oder in den Dschungel.«

»Auch gut.«

Seine Hand wanderte unter die Bettdecke. Ich war glücklich. Ich dachte nicht an Patrick.

Ich trank noch einen Schluck Sekt. »Ich betrink mich jetzt sternhagelvoll.«

»Du spinnst.«

»Na hör mal, wenn hier einer spinnt …«

» … soll ich das sein?«

»Hmmm.« Ich küsste ihn. Es war Martin und ich wollte ihn. Ich wollte nicht an Patrick denken.

Trotzdem fing ich plötzlich an zu zittern. Ich hatte an Patrick gedacht, ich dachte die ganze Zeit an ihn, er war auch hier, war da und flüsterte mir seine perversen Sprüche ins Ohr. Ich hielt's nicht aus, richtete mich auf.

»Ist was?«

»Nein. Es ist alles in Ordnung, Martin.«

Er blieb liegen, die Augen geschlossen.

»Es ist wirklich alles in Ordnung«, wiederholte ich.

»Na klar«, antwortete er, »was soll denn auch sein?«

Das fragte ich mich auch. Ich war ja wohl noch in der Lage, zwischen dem einen und dem anderen Jungen zu unterscheiden. Wahrscheinlich brauchte ich einfach nur ein bisschen Zeit. Ein bisschen frischen Wind, Luft. Ich stand auf und öffnete die Balkontür. Und dann hatte ich Glück. Ich wünschte mir etwas und sah im nächsten Moment tausende von Sternschnuppen am Himmel, einen ganzen Funkenregen.

Martin trat hinter mich, hüllte eine Decke um meinen nackten Körper, schlang seine Arme um mich, so dass ich nicht frieren konnte, und legte seinen Kopf auf meine Schulter. »Das

Feuerwerk von der Kirmes. Ich hatte ganz vergessen, dass das heute Abend ist. Wie schön man das von hier sehen kann!«

»Hmmm«, machte ich.

»Geht's dir gut, Linda?«

»Weiß nicht«, sagte ich ehrlich, lehnte mich an ihn und sah den bunten, zerstiebenden Feuerwerkskörpern vor dem schwarzen Nachthimmel zu. »Jedenfalls geht's mir viel besser als vorher.«

Nachttarif

27. September, 22 Uhr 30

Man sollte ein Telefon nicht mit in die Badewanne nehmen, aber manchmal muss es sein. Baden und Telefonieren war genau das, was ich unbedingt tun musste, nachdem Martin gegangen war.

Wir hatten nicht miteinander geschlafen. Es hatte nicht daran gelegen, dass ich nicht die Pille nahm oder Martin keine Kondome dabeigehabt hätte. Es hatte auch wirklich nicht daran gelegen, dass ich keine Lust gehabt hätte. Die hatte ich durchaus. Daher jetzt auch das Schaumbad als Quelle der Linderung und des Vergessens.

Ich tauchte ab in das warme Wasser, wünschte mir, ein Embryo zu sein, sicher und geborgen in Mutters Bauch.

Rabea, die jüngste Mutter, die ich kannte, war noch wach.

»Ich hoffe, ich habe Anna nicht geweckt«, sagte ich nach der Begrüßung.

»Anna darf heute mal bei Oma schlafen«, erzählte Rabea fröhlich. »Ich weiß gar nicht, warum sie darauf so versessen ist, ich find meine Mutter ganz schön anstrengend. Aber zu Anna ist sie natürlich ganz anders als zu mir, mich glaubt sie immer noch erziehen zu müssen, bei Anna hält sie sich Gott sei Dank zurück. Aber was ist los mit dir, wollte Martin dich nicht besuchen?«

»Doch, er war hier. Wir hatten einen schönen Abend. Jetzt ist er gegangen und ich lieg in der Wanne.«

»Aha?« Rabea versuchte kaum, ihre Neugier zu verbergen. »Warte, ich setz mich auf die Couch, da ist es bequemer. Aaaaah! Hier also hat Anna die Schokolade versteckt! Jetzt hab ich mich draufgesetzt! Das gibt wieder Flecken! Aber bei mir sieht's ja eh schon aus wie Kraut und Rüben … Wolltest du mir nicht was erzählen?«

Ich fasste endlich Mut und Kraft, ihr alles von Patrick zu berichten, alles und auch das, was mich die ganze Zeit schon so bedrückt hatte.

Anschließend war das Badewasser kalt und mein Ohr heiß.

Wie es Rabea ging, wusste ich nicht, ich jedenfalls fühlte mich so leer wie die Wanne, aus der das Wasser in den Abfluss gurgelte.

Rabea sagte noch, dass wir gleich morgen Schritte unternehmen müssten. Sie würde sich darum kümmern. Kein Thema. Selbstverständlich würde sie mir helfen, und natürlich würde es sie überhaupt nicht belasten, was ich ihr erzählt hatte, nein, es sei richtig gewesen, endlich zu sprechen.

Aber ein bisschen verlegen war sie dabei doch, glaube ich.

Als meine Eltern kamen, lag ich schon im Bett. Sie schauten kurz in mein dunkles Zimmer, aber ich wollte mit niemandem mehr sprechen, für heute hatte ich genug erzählt und ich stellte mich schlafend.

Es dauerte aber noch eine ganze Weile, bis ich einschlafen konnte. Meine Eltern waren mit Sicherheit schon vor mir eingeschlummert, denn irgendwann, während ich mich unruhig hin und her wälzte, hörte ich meinen Vater schnarchen.

Meine Nachtruhe hielt auch nicht lange an. Gegen drei in der Frühe erwachte ich schweißgebadet. Ich hatte geträumt, ich bekäme ein Kind von Patrick.

Es sah aus wie ein Engel und schrie kein bisschen, vielleicht war es taubstumm oder heiser, aber es lebte, es aß und trank, jedenfalls stillte ich es und putzte seine kleinen Fingerchen ab, die mit Schokolade voll geschmiert waren. In einem rosafarbenen Kinderwagen fuhr ich es vom Zoo, in dem ich es im Raubtierhaus mit Rabeas Hilfe zur Welt gebracht hatte, nach Hause. Vor meinem Elternhaus stand Patrick, entzündete ein Feuerwerk und sagte feierlich: »Mein Mäuschen ist wieder da. Ich wusste, dass du zu mir zurückkommst.«

Danach blieb ich fast bis zum Morgen wach, und nur meine gute Erziehung hielt mich davon ab, Rabea noch vor dem Frühstück anzurufen, um sie inständig zu bitten, mir auf jeden Fall zu helfen.

Vorspiel

1. Mai – 24. August

Es war ja nicht so, dass ich es nicht gewollt hätte.

Patrick übte trotz seiner unheimlichen Entschlossenheit, trotz seiner unberechenbaren Launen, trotz seines latenten Hangs zu Gewalttätigkeiten immer noch eine starke Anziehungskraft auf mich aus.

Manchmal kam er mir vor wie eine Droge, von der ich nicht loskam, ich machte Versuch um Versuch, ihn nicht mehr in meine Nähe zu lassen, und scheiterte jedes Mal im letzten Moment.

Was mich immer wieder umstimmte, waren seine bestechenden Aktionen, zum Beispiel vor unserer Haustür demonstrativ in Sitz- und Hungerstreik zu treten; an einen Haufen von Fünftklässlern auf dem Schulhof selbst gebastelte Fähnchen mit der Aufschrift *Linda, komm zurück zu mir, ich liebe dich, dein Patrick* zu verteilen und sie dazu zu bringen, mir die Fähnchen einzeln zu überreichen; nach unserem Urlaub einen ganzen Tag auf dem Flughafen zu warten, weil er nicht wusste, mit welchem Flieger wir ankommen würden; mitten in der Nacht bei uns anzurufen und weinend zu erklären, auf der Stelle Selbstmord zu begehen, wenn ich nicht zu ihm zurückkäme.

An jenem entscheidenden Tag war es hauptsächlich Angst, die mich weich werden ließ. Am 24. August, seinem zwanzigsten Geburtstag, befanden wir uns in der Wohnung seiner Großeltern, die ihren Urlaub mal wieder auf Mallorca verbrachten. Zuvor hatten wir eigentlich einen recht harmonischen Vormittag gehabt, waren mit Melanie, Tim und Till auf einem Trödelmarkt gewesen, auf dem Patrick sich schon mal nach Einrichtungsgegenständen für seine erste eigene Wohnung umsehen wollte. Ein heftiger Regenschauer hatte uns völlig durchnässt, wir hatten die anderen nach Hause gebracht und waren klitschnass und leicht verkühlt zu ihm gefahren. Ich hatte es seit längerer Zeit vermieden, die meist leer stehende Wohnung seiner Großeltern zu betreten, aber an diesem Tag war sein Geburtstag, ich konnte ihm den Wunsch kaum abschlagen. Außerdem konnten wir sowieso nur kurz in der Wohnung bleiben, denn am Nachmittag waren wir bei seinen Eltern zum Kaffee eingeladen, am Abend wieder mit der Clique verabredet.

Patrick wünschte sich ein heißes Bad und ich willigte ein.

Mit Sekt und Kuchen stiegen wir in die Wanne. Der Schaum türmte sich bis zum Rand, auf ihm thronten Teelichter und Gummiente. Anfangs war es schön: plantschen, streicheln, sich gegenseitig mit Schokoladenkuchen füttern. Dann wurde das Wasser kalt, Patrick rückte näher, rutschte fast auf mich, und während ich Mühe hatte, nicht im Entspannungsbad zu ersaufen, fing er plötzlich wieder mit seinen perversen Sprüchen an.

Prompt war mir noch kälter. Ich bekam Klaustrophobie. Ich musste raus aus der Wanne. Ich musste raus aus der Wohnung.

Patrick kapierte sofort und war tödlich beleidigt. Er ließ mich zwar aus dem Bad entwischen, jagte mich aber im Wohnzimmer um den Couchtisch, wobei ich ausrutschte und mir einen blauen Flecken holte. Als ich ihm drohte, auf dem Balkon laut um

Hilfe zu schreien, wenn er mich nicht gehen ließe, sagte er kalt: »Dann mach doch!«, zog das Telefon heraus und verbarrikadierte sich in seinem Zimmer, in dem sich meine Kleidung und mein Handy befanden.

Ich brachte es nicht fertig, nur mit einem Handtuch bekleidet nach Hause zu gehen. Es wäre ein Leichtes gewesen, vom fast ebenerdigen Balkon herunterzuhüpfen. Aber es war taghell. Der Regen hatte nachgelassen, die Straßen waren voller Menschen, Mitschüler, Nachbarn. Ich musste bei ihm klopfen, bitten, dass er mich in sein Zimmer zu meinen Sachen ließ, und mich wieder mit ihm vertragen. Ich musste mir anhören, dass ich empfindlich und verklemmt sei. Ich! Wer bezog sein Vokabular denn aus den Videofilmen seines Opas? Doch nicht ich!

Weiß der Teufel, warum ich trotzdem bei ihm geblieben bin und ihm verziehen habe, als er schließlich die Tür öffnete, sich tränenreich entschuldigte und schwor, nie wieder so zu reden, mir nie wieder Angst machen zu wollen. Vielleicht habe ich ihm geglaubt. Vielleicht wusste ich, dass er in dem Moment tatsächlich meinte, was er sagte, dass er kein schlechter Kerl war, nur ab und zu eben seine abartigen fünf Minuten bekam. Vielleicht war ich auch einfach mit der ganzen Situation überfordert.

»Du weißt, Linda, du bist meine erste Freundin. Da kann es doch passieren, dass ich was falsch mache. Glaub mir, ich mache das nicht, um dir wehzutun, ich will dich doch um keinen Preis verlieren! Das wäre das Allerschlimmste für mich! Wie sollte ich denn leben ohne dich?«

Er kniete halb nackt vor mir auf dem Boden seines Zimmers, meine Kleidungsstücke wie Opfergaben zu mir hochgestreckt, den Kopf demütig gesenkt wie ein betender Sünder. Sein Körper wurde von Schluchzern geschüttelt, mir schnürte es die Kehle zu, ich fand sein Verhalten wieder völlig unangemessen, unangenehm und peinlich, zugleich tat er mir schrecklich Leid.

»Ist ja gut«, sagte ich, trat zu ihm und streichelte über seinen Kopf.

»Bitte, bitte, bitte, bleib bei mir!«

Er drückte sein Gesicht an meinen Bauch, die Haut wurde nass von seinen Tränen, mein Körper begann mit seinem mitzubeben, dann fing er plötzlich an, mich zu küssen.

»Patrick ...« Ich versuchte, ihn wegzuschieben.

Er hörte sofort mit dem Küssen auf, löste den Kopf von meinem Bauch, umklammerte mich aber umso fester.

»Du willst mich verlassen, ich spür das! Ich werde bald ganz allein sein! Meine Mutter kümmert sich einen Scheißdreck um mich, mein Alter hasst mich, und sogar Oma und Opa fahren lieber in Urlaub, als an meinem Geburtstag zu Hause zu sein!«

»Das stimmt doch gar nicht, wir fahren doch gleich zu deinen Eltern zum Kaffee-Trinken!«

»Sie lieben mich trotzdem nicht! Sie machen mir nur was vor! Ihr lügt mich alle an! Lügst du mich auch an, Linda? Du auch?« Unsere Blicke trafen sich. »Sag, liebst du mich?«

Sein Gesicht war von Tränen und Wut verzerrt, Rotz lief ihm aus der Nase, er sah schlimm aus, erbarmungswürdig, aber auch gefährlich.

Kopfnicken.

Ich log also. Wie nie zuvor war mir in diesem Augenblick bewusst, dass ich ihn die ganze Zeit nicht geliebt hatte. Er musste das wohl merken, seine weinerlich-schlappe Phase näherte sich dem Ende, sein Denken setzte wieder ein, und bevor er sagte: »Na dann …!«, biss er mir so fest in den Bauch, dass ich vor Schmerz aufschrie.

Trotzdem war es nicht so, dass ich es nicht gewollt hätte, als er mich nach dem Biss weiterküsste, zuerst zärtlich, dann immer drängender.

»Ich liebe dich, Linda, und ich weiß, dass du mich auch lieben wirst, auch wenn du das jetzt noch nicht glaubst, ich weiß, dass wir füreinander bestimmt sind, das ist von allen Mächten der Welt so gewollt, denn ich will dich, ich will dich mehr als alles andere!«

Eben so

24. August

»Es ist eben so passiert«, sagen wohl alle Mädchen, die zugeben müssen, dass sie nicht nachgedacht haben, dass sie alle Vorsätze und Ängste über Bord geworfen und sich von Liebesschwüren und körperlichen Trieben haben überrumpeln und mitreißen lassen.

So war es aber!

Patrick hatte auf Verführer und zärtlicher Liebhaber umgeschaltet.

Er ist ein charakterliches Chamäleon, er kann sein Verhalten von einem auf den anderen Moment komplett ändern, man glaubt, einen völlig anderen Menschen vor sich zu haben. Natürlich wusste ich das, ich hatte seine unheimlichen Verwandlungen oft genug miterlebt.

Und ich hatte mir fest vorgenommen, nicht mit ihm zu schlafen, ich hatte meiner Mutter mehrfach versichert, ich bräuchte die Pille nicht, ich wollte mich von Patrick lösen, statt mich noch mehr an ihn zu binden. Immerhin hatte ich ja schon etliche dramatische Trennungsversuche hinter mir.

An diesem Tag, seinem Geburtstag, war ich vielleicht einfach zu mürbe geworden, um weiter Widerstand zu leisten. Was sollte passieren? Wir würden zur Versöhnung wie immer ein bisschen fummeln. Mehr Zeit bliebe ja gar nicht. In einer Viertelstunde sollten wir bei seinen Eltern sein. Wir müssten spätestens in fünf Minuten losfahren, um einigermaßen pünktlich zu kommen. Dann würde ich brav die kleine, förmliche Geburtstagsfeier über mich ergehen lassen, anschließend mit der Clique und einigen wenigen Freunden von ihm im Partykeller seines Elternhauses noch eine Party über die Bühne bringen, ihn in den nächsten Tagen nicht treffen, mich offiziell krankmelden, um Kraft zu sammeln, und dann endgültig Schluss machen.

Vielleicht war ich durch meine Planung zu sehr abgelenkt. Ich lag, bevor ich auch nur »stopp« sagen konnte, in seinem Bett. Patrick verschloss mir den Mund mit seinem Zeigefinger und flüsterte, das schönste Geburtstagsgeschenk, das er je bekommen habe, sei ich. Die glücklichsten Momente seines zwanzigjährigen Lebens hätte er mit mir verbracht. Ich sei für ihn das einzige Licht auf der Erde, der einzige Stern am Himmel.

»Mach die Augen zu.«

»Patrick, wir müssen gleich los!«

»Ich weiß. Aber ein bisschen Zeit haben wir noch. Stell dir vor, wir werden gleich draußen vom Blitz getroffen, von einem Lastwagen überrollt, von einem umstürzenden Baum erschlagen. Dann haben wir unsere Zeit nicht genutzt! Und das müssen wir doch, oder?«

»Ach, Patrick.« Ich seufzte.

Er kraulte durch mein Haar. »Doch, das müssen wir«, sagte er ernst, streifte rasch seine Unterhose ab und rollte sich mit einer einzigen schnellen Bewegung auf mich.

»Patrick!«

»Liebst du mich, Linda?«

»Ich … jjj… ja.«

»Dann tu's auch!«

Er bedeckte mein Gesicht mit Küssen, brachte seine Hände in Bewegung und überallhin, wiederholte immer wieder seinen letzten Satz, fing wieder an zu weinen, so lange, bis ich ihn zurückküsste, aus lauter Verzweiflung zurückküsste, und dann ist es passiert. Eben so.

Montag

29. September

Um 7 Uhr hatte ich meine Periode noch nicht.

Ich setzte mich unlustig und schlapp an den Frühstückstisch. Mein Tee schmeckte mir so wenig wie das Butterbrot, und der Kaffeegeruch aus der Tasse meines Vaters verursachte mir Übelkeit.

Um zehn vor acht hatte ich meine Periode immer noch nicht.

Wenig später setzte meine Mutter, die an diesem Morgen zufällig einen Termin auswärts hatte und dabei an meiner Schule vorbeifuhr, mich und Melanie vor dem Eingang ab und lud mich ein, am Nachmittag einen Einkaufsbummel mit anschließendem Cafébesuch zu machen. Ich täuschte wichtige Arbeiten im Zoo vor und verschob die Verabredung auf den nächsten Tag. Kaum im Schulgebäude angekommen, rannte ich zur Toilette. Nichts.

»Immer noch die Blasenentzündung?«, fragte Melanie.

Ich brummelte eine Bestätigung.

»Also, ich würd da zu Hause bleiben …«

Wieder brummelte ich etwas und sie hakte nicht weiter nach. Aber um 10 Uhr, als wir uns in der Sammelumkleide für den Sportunterricht umzogen, ertappte ich sie bei einem neugierigen Blick.

Um ihre Zweifel zu zerstreuen, verließ ich die Stunde zwischendurch, schloss mich erst mal im Waschraum ein und begutachtete mich zum wohl hundertsten Mal. Ich sah fraulich aus, ja, aber ich war ja schließlich auch eine Frau. Und meine Brüste, die waren schon immer recht gut ausgebildet gewesen …

Ich zog mich wieder an, beugte mich über die Kloschüssel, verabschiedete mich von meinem Frühstück und heulte, bis ich jemanden in die Umkleide kommen hörte.

Hastig wusch ich mir das Gesicht mit kaltem Wasser und schloss die Tür auf. Es war Melanie. Na klar.

»Und?«, fragte sie sofort.

»Was, und?«

»Was ist mit dir?«

»Wieso? Ich bin vielleicht ein bisschen krank.«

»Krank? Vielleicht ein bisschen schwanger?«

»Quatsch!«, schrie ich. »Wie kommst du denn auf so 'n Scheiß!«

Sie tat gleichgültig. »Patrick hat mir erzählt, dass ihr nicht verhütet habt.«

»Na super!« Mehr brachte ich nicht hervor, mehr brauchte ich auch glücklicherweise nicht zu sagen, denn eine Gruppe von Mädchen kam aufgeregt hereingestürmt. Hanna hatte Ramona einen Basketball ins Gesicht geschossen. Versehentlich, behauptete Hanna. Absichtlich, kreischte Ramona.

Unser Gespräch war zu Ende. Ich packte meine Sachen, Melanie sah mir dabei zu.

»Linda, wenn du mit mir reden willst …« Sie legte ihre Hand auf meinen Arm. »Ich dachte, wir sind wieder Freundinnen.«

»Sind wir doch auch. Ich frag mich nur, über welche intimen Dinge du dich sonst noch so mit meinem Ex unterhältst!«

»Glaubst du, ich wollte das wissen?«, zischte sie mir leise zu. »Patrick hat es von sich aus rausposaunt, er hat behauptet, er würde nie Gummis benutzen, weil das nicht gefühlsecht sei und er den Nervenkitzel brauche. Tim und Till waren auch dabei, die haben's auch gehört!«

»Vielleicht noch die ganze Straße?« Ich hatte vor Wut Tränen in den Augen, aber zum Glück achtete niemand auf mich, denn Ramona und Hanna stritten immer heftiger und zogen damit die Aufmerksamkeit der ganzen Klasse auf sich. Die Sportlehrerin hatte alle Hände voll zu tun, die beiden auseinander zu bringen und zu beruhigen, und daher nichts dagegen, mich früher gehen zu lassen. Sie fragte bloß, ob Melanie mich begleiten solle, weil ich doch so schlecht aussehe. Ich lehnte ab, obwohl ich Melanie schon eifrig nicken sah.

»Warum redest du denn nicht mit mir?«, quengelte sie.

»Weil du mir zu viel mit ihm redest.«

»Du bist ja immer weg! Genau wie Sonja! Wen hab ich denn noch? Nur die blöden Jungs! Ihr beiden habt euch ja voll abgesetzt! Ich wette, du gehst jetzt gar nicht nach Hause! Gehst du zu deiner neuen Freundin? Zu der aus der Kreuzstraße?«

»Nein«, sagte ich, »ich gehe in den Zoo.«

»Das glaubst du doch wohl selbst nicht!«

Trotz meines Unglücks musste ich lächeln. Melanie mochte im Hinblick auf meine Person über die abwegigsten Dinge spekulieren und sich mehr Gedanken über mein Intimleben machen als ich selbst, aber wenn es um die nahe liegenden Alltäglichkeiten ging, tappte sie völlig im Dunkeln.

Es war 11 Uhr, als ich im Bauernhaus ankam. Mein erster Gang führte mich zur Toilette: nichts.

Seltsamerweise blieb ich diesmal ruhiger. Ich gestand mir ein, dass ich es auch nicht erwartet hatte. Ich musste mich mit dem Gedanken arrangieren, dass ich wirklich schwanger sein könnte.

Diesen Gedanken zu Ende zu denken war erst mal ein Schock. Ich lehnte mich gegen die Klotür. Plötzlich hatte ich Zahnschmerzen. Den Frischer-Atem-Kaugummi, den ich mir vorhin in den Mund gesteckt hatte, mochte ich auch nicht mehr. Ich trank einen Schluck Wasser aus dem Kran und ging nach draußen.

Rabea war dabei, Antonellas Stall auszumisten, sie bemerkte mich nicht gleich, nur die Eselin nahm meine Anwesenheit natürlich wahr, sie drehte den Kopf in meine Richtung.

»Heute kannst du nicht raus, Antonella. Ich kann auch nicht immer machen, was ich will, warum solltest du das dann können, hm?«

Antonella warf den Kopf herum.

»Ja, ja«, redete Rabea weiter, »die böse Stelle an deinem Bein ist immer noch nicht besser, was machen wir denn da?«

Eine ganze Weile stand ich so und beobachtete die Frau und die Eselin, die Harmonie, die zwischen ihnen herrschte. Wenn Rabeas brauner Pferdezopf vor der Nase des Tieres auf und ab wippte, zog es seine Nüstern kraus, und wenn sich ihre Hand auf seinem großen, grauen Bauch befand, bewegte sie sich bei jedem Atemzug des Tieres auf und ab.

Ich legte meine Hand auf meinen Bauch, richtete all meine Sinne nach innen. War da was?

»Hhhh! Hast du mich erschreckt! Stehst da rum und sagst nichts! Ich hab gar nicht gemerkt, dass du gekommen bist! Ist es denn schon so spät? Ach, Gott sei Dank, erst zehn vor zwölf. Was machst du denn schon hier? Hast du keine Schule? Ist was passiert?«

»Nee, ist nichts passiert.«

»Linda, verschaff dir endlich Gewissheit!« Rabea trat auf mich zu, nahm mich in die Arme. »Ich weiß doch, wie das ist! Dieses elende Warten macht einen verrückt! Ich hab dir aus der Apotheke einen Test besorgt, er steckt in meiner Tasche. Los, mach ihn, sofort!«

»Jetzt noch nicht! Heute Abend!«

»Worauf willst du denn warten? Du hast doch selbst gesagt: Montag ist der letzte Tag!«

»Aber der Montag ist noch nicht vorbei. Du bist doch bis um fünf hier. Um fünf mache ich ihn, okay?«

»Das Aufschieben bringt überhaupt nichts!«

»Um vier! Um drei! Okay? Um drei! Ich muss mich erst darauf vorbereiten. Hast du dann Zeit für mich?«

»Ja, okay.« Rabea nickte matt.

Ich nahm meine Schultasche, wollte ein bisschen herumlaufen.

»Die meisten Frauen wissen es intuitiv, ob sie schwanger sind oder nicht«, sagte sie noch. »Ich habe es auch geahnt, ich hätte den Test gar nicht zu machen brauchen, ich kannte das Ergebnis sowieso. Was hast du denn für ein Gefühl?«

»Ich hab kein Gefühl!«, rief ich kläglich.

»Das glaub ich nicht!« Rabea konnte ein Lachen nicht unterdrücken und ich musste selbst lachen, ich lachte, obwohl mir die Tränen dabei nur so übers Gesicht liefen.

»Ich hab keine Lust auf saure Gurken, also kann ich überhaupt nicht schwanger sein!«

Gemeinsam lachten wir an diesem Montag, an dem ich erfahren würde, ob die Katastrophe eintrat oder nicht.

Aufschub

29. September, 12 Uhr 15

Also, fragte ich mich, wie kann ich schwanger sein, wenn ich keine Lust auf saure Gurken, dafür aber auf Sex habe? Den brauchten Schwangere ja wohl nicht mehr! Schwangere, die sollten sich lieber schonen, die sollten brav ihre Saure-Gurken-Zeit durchmachen, die sollten mal schön ohne mich versauern, die sollten mal ihre bescheuerten Beckenübungen in der Geburtsvorbereitung machen! Ich jedenfalls hatte nicht vor, in eine saure Gurke zu beißen!

»Jetzt? Linda, ich muss erst die Seelöwen füttern. Die sind auf halb eins eingespielt, die warten. Und die Leute, die zuschauen wollen, auch.«

»Dann lass sie warten!« Ich schlang meine Arme um ihn. »Bitte, Martin, ich brauch dich jetzt, ich muss mit dir zusammen sein.«

»Komm mit mir zu den Seelöwen, du wirst sehen, es ist lustig und dauert nicht lange. Anschließend nehm ich mir ein bisschen Zeit, okay?«

»Ich warte schon den ganzen Tag.«

»Auf mich?«

»Auch. Ich warte auf so vieles, ich warte schon lange darauf, dass ich mich endlich traue, das zu tun, was ich möchte, und dass ich das Thema Patrick endlich abhaken kann!«

Einen Schritt in diese Richtung hatte ich ja schon getan, ich hatte mich Rabea anvertraut, und ich merkte, wie sehr mir das lange Telefongespräch mit ihr geholfen hatte. Sie jedenfalls hatte mich nicht verklemmt gefunden, ihn dagegen hatte sie ein Schwein genannt.

»Hat er dich wieder verfolgt? Ist er etwa hier?«

Martin sah sich um, die Fäuste geballt, die sonnenbraunen, von der Arbeit schwitzigen, schwieligen und rissigen Fäuste, er hob sie kampfbereit und stellte seinen Gummistiefel auf den Eimer mit den Fischen, er war vielleicht nicht so schlau und cool wie Patrick, aber für mich war er der stärkste, heldenhafteste, erotischste, männlichste Beschützer weit und breit.

Ich verschlang ihn mit den Augen, ich himmelte ihn an, ich zog ihn in Gedanken aus, als er wenige Meter vor mir im Becken der Seelöwen stand, mit den Gummistiefeln im Wasser, die Hosenbeine nass gespritzt vom wilden Toben der Tiere um ihn herum. Ich beobachtete seine Rückenmuskulatur, wenn er den Arm hob, um den Seelöwen die Fische zuzuwerfen, ich sah das Strahlen in den Augen der Besucher, die die Vorstellung mit Klatschen belohnten, und bildete mir ein, dass sie nicht nur wegen der Tiere klatschten, sondern auch seinetwegen, wegen dieses tollen Kerls.

Es war ein gutes Gefühl, seine Freundin zu sein, Martin war schon lange im Zoo angestellt, er hatte Schlüssel zu allen möglichen Tierhäusern, er kannte sich mit fast allen Tierarten aus. Die jungen Mädchen, die uns zuschauten, platzten bestimmt vor Neid!

Da stand ich und schaukelte meine positiven Gefühle höher und höher, ich liebte mit den Augen, dem Herzen und dem Verstand, alles war überirdisch schön, die glänzenden, schwarzen Leiber der Seelöwen, ihre geschmeidigen Bewegungen, das Auf und Ab ihrer Körper, dieses Auf und Ab wollte ich auch, und ich konnte es nicht erwarten, ich schlang meine Arme um Martin, kaum dass wir in dem kleinen Dienstraum des Aquariumgeländes verschwunden waren und die Tür hinter uns zugefallen war. Es roch nach vergammeltem Fisch und scharfen Putzmitteln, ein Besen und ein Schrubber standen in der Ecke, ein Wasserschlauch, ein langer, niedriger Arbeitstisch, darüber ein winziges, quadratisches Fenster mit schmutzigen Scheiben.

»Sag mal, was ist mit dir los?«

Ich hatte den Reißverschluss seines Overalls heruntergezogen, drückte mein Gesicht an seine Brust.

»Willst du heute Abend zu mir kommen? Ich backe uns eine Pizza, ich kann das, ich …«

»Nicht erst heute Abend!«

»Was?«

»Ich will jetzt! Heute Abend ist es vielleicht zu spät! Jetzt oder nie, Martin, jetzt oder nie!« Ich trommelte mit meinen Fäusten sanft gegen seinen Brustkorb, ich legte meine Lippen an seinen Hals und fuhr mit der Zunge von seinem Kehlkopf bis zu seinem Bauchnabel hinunter und weiter.

»Wow. Du haust mich heute echt um.«

»Hauptsache, mich haut nichts um.«

»Im Moment machst du mir nicht den Eindruck …«

»Du hast keine Ahnung.« Ich ließ von ihm ab, setzte mich auf den Arbeitstisch.

Er sah mich irritiert an. Dann sagte er: »Ich kenn ein gutes

Plätzchen, da steht ein Sofa, es ist gemütlich und um diese Zeit ist garantiert keiner da. Wollen wir da hin?«

»Zuerst will ich wissen, ob du mich magst, ob ich dir was bedeute.«

»Ja, sicher. Glaubst du, ich knutsch mit jeder rum?«

»Du weißt, dass ich vorher einen Freund hatte.«

»Ja und? Ich hatte vor dir schon vier Freundinnen und mit denen hab ich nicht nur rumgeknutscht. Für den Fall der Fälle hab ich immer Gummis dabei. Ich meine, man muss sich ja schützen.«

»Natürlich.« Ich grinste schief, wusste nicht, ob ich lachen, schreien oder weinen sollte. »Ist doch klar. Wo steht denn dein gemütliches Sofa?«

Er ergriff meine Hand, zog mich aus dem Dienstraum, lief mit mir einige hundert Meter geduckt wie ein Einbrecher durch das Tierparkgelände, sah sich um, ob keiner von seinen Kollegen uns beobachtete, und blieb schließlich vor einem Bauwagen stehen. Das neue Affenhaus war fast fertig gestellt, jetzt fehlten nur noch einige letzte Arbeiten, die die Baufirma in der nächsten Woche erledigen wollte. Martin hatte einen Schlüssel zum Bauwagen.

»Hab als Kind immer schon Schlüssel geklaut und gesammelt, wollte mal Meisterdetektiv werden wie Kalle Blomquist. Ich hab solche Geschichten verschlungen, wahrscheinlich kommt daher meine Sammelleidenschaft für Schlüssel.«

»Jetzt weißt du, wozu's gut ist.« Ich konnte wieder lächeln, das Laufen, das Versteckspielen und Geheimnisvoll-Tun hatte mir gut getan.

Wir betraten den Bauwagen. Martin zog die Gardine vor das

kleine Fenster und sah mich an. Ja, das Plätzchen war gemütlich. Ideal für ein Stündchen zu zweit: romantisch, spaßig, schön! Noch einmal verließ mich der Mut, als meine Jeans von den Hüften auf die Fußgelenke rutschte. Noch einmal dachte ich an Patrick, aber ich konnte ihn mit Rabeas Beschimpfung »so ein gemeines Schwein!« aus meinen Gedanken vertreiben. Ich konnte meine Ängste ausblenden, konnte mich gehen lassen, auf einem durchgesessenen, mit Brandlöchern versehenen alten Sofa in einem Bauwagen. Ich konnte lieben. Ich war nicht verklemmt, ich empfand Lust.

»Was machst du, wenn ich von Patrick schwanger bin?«, fragte ich Martin im letzten Moment, bevor wir begannen, uns zu berühren.

Ich dachte, es wäre fair, so könnte er noch einen Rückzieher machen, was sollte er mit einem Mädchen, das seinen Ex indirekt noch mit sich herumschleppte?

»Was soll ich schon machen?«, flüsterte er und seine Nasenspitze berührte dabei meine. »Ich mach dir jedenfalls keins. Was du vorher gemacht hast, geht mich nichts an.«

»Liebst du mich?«

»Ich glaub schon. Im Moment jedenfalls will ich dich lieben.«

Das war es auch, was ich wollte!

Fliegen

16. August / 29. September

Im August, als ich mit meinen Eltern für eine Woche nach Portugal »geflüchtet« war, hatte ich es erlebt. Wir hatten den ganzen Urlaub über eine Gruppe Gleitschirmflieger beobachtet, die sich aus sechshundert Metern Höhe vom Abhang eines Berges abstießen und durch die Luft segelten.

Ich war begeistert, aber gleichzeitig sicher, dass ich mich selbst nie trauen würde, mit voller Kraft auf einen Abgrund zuzurennen und nicht zu stoppen, bevor ich den Boden unter den Füßen verliere. Ich war überzeugt, zu feige zu sein, und begnügte mich sechs Tage lang damit, den Fliegern sehnsüchtig mit dem Fernglas nachzusehen.

Am letzten Tag aber bot meine Mutter völlig überraschend an, mir den Tandemflug zu schenken, mein Vater wollte Fotos machen. Ich hätte gern etwas Bedenkzeit gehabt. In zwei Stunden jedoch wollten wir zum Hotel zurückgehen und die Sachen packen. Zu Hause würde Patrick auf mich warten. Mit ihm zusammen würde ich mich so etwas erst recht nicht trauen, Patrick ist bodenständig und technikbesessen, er liebt Autos, an denen man herumschrauben kann, träumt von einem selbst gebauten, ferngesteuerten Staubsauger, der die Wohnung ganz allein reinigt.

Die Fluglehrer, die Touristen zu einem Tandemflug mitnahmen, waren so alt wie er und doch ein ganz anderer Menschentyp. Sie sahen aus, als besäßen sie gar keinen Staubsauger in ihren Wohnungen, schon gar kein ferngesteuertes Supermodell. Sie erschienen mir leichtlebig und wie extra dafür gemacht, sich von einem hauchdünnen Stück Stoff in die Luft ziehen zu lassen.

Ich sagte meinen Eltern, ich wolle es versuchen.

Daraufhin bestellte mein Vater sich erst mal ein großes Bier und behauptete, er müsse sich Mut fürs Zuschauen antrinken.

Meine Mutter freute sich, machte sich aber auch deutlich Sorgen und fing plötzlich an, mir Gegenargumente anzubieten: »Du hast nicht die richtigen Schuhe an, der Film im Fotoapparat ist fast voll, jetzt ist es eigentlich schon zu spät, du wolltest doch noch mal schwimmen gehen, wolltest du nicht noch dies, wolltest du nicht noch das?«

Sie hatten mit meinem Mut nicht gerechnet. Sie hatten in mir schon das stille, unauffällige Mäuschen gesehen, zu dem Patrick mich machen wollte. Aber ich war ganz anders!

Der Absprungplatz war so klein, dass immer nur ein Gleitschirm starten konnte. Der Beschleunigungsweg war ebenfalls gering, man musste schon hoppla hopp den Berghang hinunterrennen.

Natürlich hatte ich Angst. Aber ich wollte es unbedingt.

Die Karabinerhaken klickten. Ich stellte mich vor den Fluglehrer, er sicherte mich an Armen, Beinen und Becken. Als er mir das Zeichen zum Start gab, rannte ich los. Sekunden später strampelten meine Beine in der Luft, ich quiekte auf, als ich die Wipfel der Bäume unter mir sah, so dicht unter meinen Füßen hatte ich Bäume noch nie gesehen, ich konnte sie fast berühren, ich quiekte noch einmal, als er mich dicht zu sich heran in eine bequeme Sitzposition zog, und ich spürte seinen Körper, den Druck seiner Schenkel, seine Nähe, seine Sicherheit gebende Nähe, und obwohl ich ihn nicht kannte, obwohl ich schon dabei war, seinen Namen und seine Augenfarbe zu vergessen, war er in diesem Moment der erste und einzige Mensch für mich, denn mit ihm flog ich. Wir waren eins, ein Lebewesen, ein Vogel. Wie ein Bussard nutzten wir die Thermik aus und stiegen höher in den Himmel, kreisten, glitten, lehnten uns in den Wind, segelten und sahen die Welt unter uns, die Baumwipfel, Hausdächer, Straßenbänder, Seeufer. Die Menschen unten waren unbedeutend und klein wie Ameisen, es gab nur uns auf der Welt. Wir hatten keine Probleme, nur das Glück.

»War's gut?«, fragte Martin keuchend und rutschte von mir und vom Sofa auf den Boden des Bauwagens.

»Viel zu kurz«, flüsterte ich.

Er lachte leise in sich hinein. »Woran hast du gedacht?«, fragte er noch, nahm meine Hand und knabberte zärtlich an den Fingerkuppen.

»Ans Fliegen.«

»Tatsächlich?« Martin küsste meinen Unterarm.

»Hmmm«, machte ich und schloss die Augen.

Weltuntergangswetter

29. September, 15 Uhr

Draußen begann es zu regnen. Es wurde kalt. Martin zog sich an, gab mir meine Sachen.

»Beeil dich bitte, ja? Mein Fehlen fällt sonst auf.«

Ich flog nicht mehr, ich war nicht mehr im siebten Himmel und auch nicht mehr im Urlaub. Der Boden des Bauwagens war der Boden der Tatsachen.

Aber wie auch immer: Wenn jetzt die Welt unterging, war sie nicht aufzuhalten, doch das Glück, das ich gehabt hatte, konnte mir keiner nehmen.

»Jetzt wird's Herbst!«, sagte Martin, als er die Tür des Bauwagens öffnete und ein kalter Windstoß hereinkam. »Ich mag es, wenn's richtig kalt ist. Da hat man noch mehr Grund, sich zusammenzukuscheln.«

»Ich mache jetzt einen Schwangerschaftstest«, sagte ich kühl und versteifte mich, als er mich küssen wollte.

Martin wich zurück. »Was? Wieso das denn? Wir haben doch verhütet.«

»Wir ja.«

»Bitte?« Martin rieb sich über die Stirn, als bekäme er plötzlich starke Kopfschmerzen. »Willst du mich veräppeln? Linda, jetzt sag bloß nicht, du meintest das vorhin ernst. Ich war schon so in Fahrt, ich hab dir gar nicht richtig zugehört.«

»Du hast gesagt, was vor deiner Zeit war, gehe dich nichts an und sei dir egal.«

»Ja, aber … da hab ich doch nicht an so was gedacht. Ich … hey, nicht weinen … wir können doch erst mal abwarten … Vielleicht stellt sich raus, du bist gar nicht schwanger … Und dann …«

Ich machte mich von ihm los, ließ ihn stehen. Die paar hundert Meter bis zum Bauernhof rannte ich. Rabea war nicht allein im Stall, sie führte gerade eine Kindergartengruppe herum und erklärte, dass Milch nicht im Tetrapack entstehe und dass Ferkel, bevor sie zu Schnitzeln werden, auch ein Leben haben.

»Was du suchst, Linda, ist in meiner Tasche. Ich brauch hier noch zehn Minuten, dann komm ich zu dir.«

Ich nickte. Ich brauchte Rabea nicht. Es war lieb von ihr, dass sie mir den Test besorgt hatte, aber mit dem Ergebnis musste ich allein fertig werden. Ich schloss den Dienstraum auf und fand die längliche Pappschachtel in ihrem Rucksack.

Einfach, praktisch, sicher, so warb der Hersteller auf der Packung. Ich schloss mich im Klo ein und zog mit zitternden Fingern den Beipackzettel aus der Verpackung. Das Produkt hatte keine Nebenwirkungen. Es sei denn, eine klitzekleine Schwangerschaft, und in diesem Fall wurde geraten, den Frauenarzt aufzusuchen.

Gleich würde ich es wissen. Ich überlegte schon jetzt, was ich tun würde, wenn nicht nur im Kontrollfeld ein roter Punkt erschiene, was bedeutete, dass ich den Test richtig ausgeführt hatte, sondern auch in dem mittleren, größeren Feld, was bedeutete, dass das Schwangerschaftshormon in meinem Urin vorhanden war. Würde ich abtreiben? Würde ich es behalten?

Beide Vorstellungen waren gleichermaßen schrecklich, und sie regten mich so auf, dass ich vor Schreck den Test beinahe noch ins Klo hätte fallen lassen.

Vielleicht hatte ich ja Glück und war zu blöd, um schwanger zu werden!

Die letzte Nacht III

3. November

Bis auf die Lichterketten in den Fenstern ist die Stadt dunkel. Alles schläft, einsam wacht …

Wenn ich an Weihnachten denke, fröstelt es mich.

Patrick liebt Weihnachten. Im letzten Jahr stand er eines Nachmittags mit zwei vollen Einkaufstaschen vor unserer Tür, um mit mir und der Clique ein Pfefferkuchenhaus zu backen. Er war von seiner Idee ganz begeistert. Während Melanie und ich den Teig anrührten, zeichnete er Baupläne und berechnete die Maße der einzelnen Wand- und Dachteile. Als das Hexenhaus stand, formte er für Melanie aus dem Lebkuchenteig eine Katze, die er oben auf den Dachfirst setzte, und für mich legte er kunstvolle, herzförmige Muster aus Mandelsplittern auf die Dachflächen. Außerdem versorgte er unser Lebkuchenhaus natürlich mit elektrischem Licht.

Ich muss sagen, es war ein schöner Nachmittag, wir hatten alle viel Spaß, vor allem auch weil Patrick sich selbst nicht so ernst nahm wie sonst. Er alberte sogar ausgelassen über sein Superstaubsauger-Projekt herum, malte sich mit uns aus, wie die

Märchenhexe in ihrem altmodischen Zuckerhäuschen mit dem modernen Gerät hantieren würde.

Erst ein paar Wochen später kam er auf die Idee, seinen bescheuerten Staubsauger »Modell Linda« zu nennen, was bei mir nicht gerade Begeisterungsstürme auslöste und ihn daher in eine seiner gefürchteten »Du-liebst-mich-nicht-mehr-Depressionen« stürzen ließ.

Aber der Pfefferkuchenhaus-Nachmittag war prima, und als unser Werk schließlich fertig war und in seinem ganzen Glanz erstrahlte und lecker duftete, Patrick mich in den Arm nahm und so laut, dass alle es hören konnten, sagte: »Wie sehr ich mich schon darauf freue, wenn wir mal Kinder haben, Linda! Wir werden die Weihnachtszeit immer ganz besonders schön für sie gestalten!«, hatte ich sogar gelächelt.

... nur das holde, hochheilige Paar,
holder Knabe mit lockigem Haar ...

Wahrscheinlich würde Patrick ein guter Vater werden. Wenn er eine Frau fände, die ihn liebte und die ihm das sichere Gefühl geben würde, ihn wirklich zu brauchen und auch immer für ihn da zu sein, würde er wahrscheinlich alles für seine Familie tun. Vielleicht würde er dann irgendwann sogar lockerer werden, vielleicht würde man richtig Spaß mit ihm haben können, vielleicht würde er sich bei seiner Freundin dann auch so geborgen fühlen, dass er die Filme seines Opas vergessen könnte.

Ich bin nicht diese Frau.

Aber mit etwas Glück wird er schon eine finden. Bei vielen Leuten gilt er ja sowieso als perfekter Mann. Melanies Mutter etwa hat immer gesagt: »So einen netten Jungen wünsche ich mir für dich auch, Melanie. Hat dein Patrick nicht zufällig noch einen Bruder, Linda?«

Langsam laufe ich weiter Richtung Innenstadt. Kein Mensch auf den Straßen. Die liegen alle in ihren warmen Bettchen und träumen von kleinen, goldgeflügelten Christkindern, die ihnen bunt-glasierte Kekse in den Mund schieben. Oder von computergesteuerten Staubsaugern, die die Namen der Ehefrauen tragen und nachts lautlos über den Teppichboden gleiten.

Da lobe ich mir doch das neu eröffnete 24-Stunden-Fitnessstudio. Hier werden keine Alpträume produziert, hier werden um diese Zeit kräftig Kalorien abgebaut. Glücklicherweise gibt's dort auch nur eine hässlich-amerikanische Adventsdekoration, so dass ich nicht befürchten muss, bei ihrem Anblick sentimental zu werden.

Genauso wenig wie ich meine Entscheidung von dem Gerede meiner Eltern und Freunde abhängig machen sollte, darf ich mich von vorweihnachtlicher Gefühlsduselei oder von der Gänsehaut, die mir der Gedanke an Patrick verursacht, beeinflussen lassen.

Die Frage, ob ich meinen Termin in ein paar Stunden absage oder einhalte, wird mein Leben bestimmen, und darin kommt Patrick nun mal vor.

Noch bleiben mir ein paar Stunden …

Ich öffne die Glastür zum 24-Stunden-Fitnesscenter, betrete das Foyer und ziehe mir an einem Getränkeautomaten einen Energy-Drink.

Bevor ich mich auf einen niedrigen Heizkörper setzen kann, schlurft eine übermüdete Aufsichtsfrau heran und fragt, ob ich von zu Hause weggelaufen sei.

Ich schüttele den Kopf und erzähle ihr, ich würde auf meinen Vater warten, der gleich von der Nachtschicht komme.

»Ach so.« Die Frau scheint sich nicht sonderlich für mich zu interessieren, sie reibt sich die Augen und blickt, bevor sie mich wieder allein lässt, auf ihre Armbanduhr. »Die Zeit geht und geht nicht um, findest du nicht auch?«

Ich zucke die Achseln. Sie würde es nicht verstehen, wenn ich genau das Gegenteil behaupten würde.

Der erste Moment

29. September, 16 Uhr

Nein, ich war blöd genug und Glück hatte ich auch nicht.

Der Test fällte sein Urteil rot auf weiß: Schuldig. Schwanger. Und zwar, ich rechnete, in der sechsten Woche.

Ich wollte um jeden Preis ruhig bleiben. Ich starrte auf den Teststreifen und versuchte mir einzureden, dass es vieles gäbe, was schlimmer sei. Eine Krebserkrankung zum Beispiel. Die Nachricht, dass meine Eltern bei einem Unfall umgekommen seien. Eine uneheliche Schwangerschaft vor hundert Jahren, vor zweihundert Jahren, im Mittelalter.

Ich sagte mir, ich würde schon irgendwie eine Lösung finden. Solange niemand von diesem roten Punkt wusste, hatte ich noch Zeit zu überlegen. Noch sah man mir nichts an.

Trotzdem kam Panik in mir auf. Verzweifelt versuchte ich sie zu unterdrücken, indem ich mich auf jeden noch so kleinen Handgriff konzentrierte. Ich wickelte den Teststreifen sorgfältig in ein Papiertaschentuch und schob ihn behutsam in meine Jackentasche. Leise öffnete ich das Schloss der Klotür, tastete mich mit ausgestreckten Armen durch den Raum auf den Tisch zu, griff in Zeitlupe nach meiner Tasche und hängte sie mir über die Schulter.

Dabei murmelte ich belanglose Sätze vor mich hin. »Die Jeansjacke muss mal wieder in die Wäsche und könnte dann auch für den Winter im hinteren Teil des Kleiderschranks verschwinden. Der Trageriemen der Schultasche muss dringend genäht werden, sonst wird er bald abreißen.«

Ich dachte, wenn ich es schaffe, mich an solchen Alltäglichkeiten festzuhalten, falle ich nicht um.

Vorsichtig schob ich mich aus dem Büro. Es kam mir vor, als wäre mein Bauch schon jetzt aufgeblasen und riesig, mein ganzer Körper kam mir schwer und fremdbestimmt vor, und es kostete mich eine enorme Anstrengung, den Muskeln Befehle zu erteilen.

Im Stall sprach Rabea noch immer mit den Kindern. Sie hatte ein kleines Mädchen auf Antonellas Rücken gesetzt und das Kind spielte mit den Fingern in Antonellas Mähne und gickste dabei vor Freude. »Ich will auch mal, ich will auch mal!«, schrien die anderen Kinder, die vor dem Stall warten mussten, sie drängten sich an die Stalltür, streckten die Arme nach Rabea aus und schubsten und knufften sich gegenseitig, um auf jeden Fall auch an die Reihe zu kommen.

Rabea hatte mit ihnen mehr als genug zu tun, sie sah mich zwar aus dem Büro kommen und rief, ich solle einen Moment auf sie warten, aber sie konnte nicht aus Antonellas Box fort und mich aufhalten.

Ich beförderte ein leidvolles Lächeln auf mein Gesicht und drehte so langsam den Kopf weg, als hätte ich einen steifen Hals und könnte mich nicht richtig bewegen. Auch als ich dann mit viel zu großen Schritten den Gang zwischen den Boxen durchquerte und mich mal rechts, mal links an den Gattern abstützte, fühlte ich mich ungelenk wie ein zu schwer beladenes Frachtschiff. Die zwei Stufen hinunter ins Freie stolperte ich fast.

Dann stand ich da.

Es regnete immer noch. Unmerklich sog sich die Feuchtigkeit in meine Kleider. Ich weiß nicht, wie lange ich da vor dem Stall im Regen stand.

Irgendwann strömten die Kinder an mir vorbei, eine laute Brandungswelle, Gummistiefel, bunte Regenjacken, Lachen, Geschrei und einmal die Frage: »Warum stehst du denn hier?« Der Kleine popelte in der Nase. Er sah mich verwundert an, ich sah ihn verwundert an. Dann lief er den Erzieherinnen und seiner Gruppe hinterher.

Zuletzt kam Rabea. »Brauchst nichts zu sagen. Ich weiß schon«, murmelte sie, legte den Arm um mich, zog mich ins Büro des Bauernhauses zurück und drückte mich auf das Sofa. Es hatte einen grün braunen, verblassten Stoff, und einen Moment erinnerte ich mich schwach daran, dass ich an diesem Tag schon einmal auf einem ähnlichen Sofa gelegen hatte und glücklich gewesen war. Ich hatte sogar gedacht, dass nichts und niemand mir das erfahrene Glück noch einmal wegnehmen könnte: kein Kind, keine Eltern, kein Mann, keine noch so unsichere Zukunft.

Als ich die Augen schloss, spürte ich, wie die Tränen zwischen den Lidern hervortraten. Schwanger! Das war's dann wohl!

Ich ballte die Fäuste und wischte mir mit ihnen die Tränen vom Gesicht. »Ich lasse mir nicht alles kaputtmachen«, schluchzte ich in wütender Verzweiflung. »Nein!«

Rabea nickte schweigend und reichte mir eine Tasse Tee.

»Den will ich jetzt nicht!« Ich machte mit der Hand eine hektische Abwehrbewegung und der Tee schwappte über Rabeas Hose. Sie sagte nichts, verzog nicht einmal das Gesicht.

»Ich will mein eigenes Leben leben!«, rief ich und sah sie Hilfe suchend an. »Warum klappt das nicht, wieso passiert immer nur mir so was?«

»Mir ist es doch auch passiert, glaubst du, Anna war geplant? Es ist nur ulkig, dass ausgerechnet wir beide uns getroffen haben.« Sie lächelte leidvoll. »Ich kann mich noch gut erinnern, wie das damals war, als ich von meiner Schwangerschaft erfuhr. Das war auch für mich ein Schock, das kannst du mir glauben. Ich wusste, wenn ich das Kind nicht wegmachen lasse, kann ich meine ganzen Zukunftspläne über den Haufen werfen. Und das habe ich dann ja auch.«

»Du hattest wenigstens noch einen Freund, den du geliebt hast und der dir geholfen hat!«

»Björn?« Rabea lachte ironisch. »Björn ist der Mann meines Lebens, aber in der Situation war mit ihm echt nichts anzufangen. *Ich* war es, die *ihn* trösten musste. Er hatte solche Angst vor der Reaktion seiner Eltern, vor der Verantwortung der Vaterrolle, vor der festen Bindung mit mir, vor allem Möglichen hatte er Angst, es hätte nicht viel gefehlt und er hätte mich gebeten abzutreiben.«

»Warum hast du's nicht getan?«

Rabea schwieg.

»Warum nicht?«, wiederholte ich lauter. Dabei brummte mir der Schädel, ich spürte, wie die Aufregung und das Weinen begannen, mich zu erschöpfen, mir Kopfweh zu bereiten. »Jetzt sag schon! Ich lass meins wegmachen, was sagst du jetzt? Ich will kein Kind von Patrick! Ich will das nicht!«

Ich sprang auf, tigerte im Raum herum.

»Ich habe auch Pläne! Ich will meine Schule fertig machen, Abi machen, studieren. Ich will zeichnen und malen. Ich will vielleicht auf die Kunstakademie. Ich will einen netten Freund haben, den Martin, irgendeinen, egal. Ich will nicht, dass die Jungs vor mir weglaufen. Ich will keinen Ballast mit mir rumschleppen. Ich will Patrick nicht mehr sehen. Ich will Spaß haben. Ich will lieben, wen ich will. Ich will nachts bis um drei in die Disco gehen, wenn ich achtzehn bin. Ich will ein Auto haben, und wenn ich Bock hab, am Wochenende ans Meer fahren. Ich will einen Kurs im Gleitschirmfliegen machen. Ich will was erleben. Ich will zu Hause ausziehen. Ich will so eine schöne Wohnung haben wie du. Ich will Freundinnen zu mir einladen. Ich will Partys feiern. Ich will Tiere haben. Ich will …«

»Und was kannst du davon nicht, wenn du ein Kind hast?«, fragte Rabea.

»Alles kann ich nicht!«, rief ich aufgebracht. Mit meiner Ruhe war es vorbei. »Alles, alles ist kaputt!«, brüllte ich wie ein Kleinkind, ging in die Hocke und heulte meinen Schmerz heraus.

Rabea ließ mich. Sie strich mir seufzend über den Kopf,

schloss hinter sich die Tür und sorgte dafür, dass ich in der nächsten Stunde meine Ruhe hatte.

Auge in Auge mit dem Tiger

29. September, 18 Uhr

Das Erste, woran ich mich wieder erinnern kann, nachdem Rabea mich allein gelassen hatte, war, dass ich mir wünschte, mein Vater erzählte seine Geschichte von dem Tiger, der nicht ausbrechen kann. Ich sehnte mich nach einem Sonntagnachmittag mit der Familie, wie es ihn, als ich jünger war, oft gab: Oma und Opa zu Besuch, Kuchen auf dem Tisch, ein spannendes Buch unter der Nase, ein paar zugesteckte Euros von Opa in der Tasche und Kuscheln auf Omas Schoß.

Ich war doch gerade eben selbst noch ein Kind gewesen, ich konnte doch nun unmöglich eins bekommen. Das ging doch nicht!

Plötzlich wurde mein Wunsch, die Argumente meines Vaters gegen einen möglichen Ausbruch des Tigers aufgezählt zu bekommen, so stark, dass ich irgendwann glaubte, mein Leben hinge davon ab, ihn jetzt von dem Tiger reden zu hören.

Ich verabschiedete mich ziemlich abrupt von Rabea. Sie bot an, mich nach Hause zu begleiten, aber ich lehnte ab. Ohne Jacke rannte ich durch den Regen zum Verwaltungsgebäude des Zoos. Dort erfuhr ich, dass mein Vater sich eine Grippe zugezogen und früher Feierabend gemacht hatte, um noch beim Arzt vorbeizuschauen. Seine unerwartete Abwesenheit entsetzte mich. Zwar versuchte ich mich zusammenzureißen, aber der irritierte Blick der Sekretärin verriet, dass mir das nur unzureichend gelang.

Glücklicherweise war Rabea mir gefolgt. Sie erfand schnell eine harmlose Erklärung für die Sekretärin und sorgte dafür, dass ich nicht wie ein kopfloses Huhn vor den Augen von Papas Kollegen in den Regen hinausstürzte.

»Egal was du sagst, Linda, ich bringe dich jetzt nach Hause! Du bist ja völlig durcheinander.« Sie legte mir meine Jacke über die Schultern. »Komm! Los!«

»Nein!«, protestierte ich.

»Wohin willst du denn sonst gehen?«

»Weg! Irgendwohin! Weg!« Meine Arme ruderten in der Luft, meine Stimme wurde schrill und kippte, meine Lungen japsten hektisch nach Luft.

»Jetzt bleib mal auf dem Teppich!«, herrschte Rabea mich an. »Davon geht ja nicht gleich die Welt unter! Außerdem ist das Theater, das du machst, nicht gut für dein Kind!«

Das saß. Mein Jammern erstarb.

Ich schaute Rabea an, wie ich zuvor den roten Punkt auf dem Teststreifen angestarrt hatte. Es war mir, als hätte ich es vorhin noch nicht ganz begriffen, als würde mir die Erkenntnis erst jetzt richtig kommen. Ich erwartete tatsächlich ein Kind, einen richtigen Menschen, der schreien und lachen, laufen und mich »Mama« nennen würde.

Das verschlug mir einfach die Sprache.

»Nun guck nicht so entsetzt!«, sagte sie milde und lächelte ein bisschen. »Du hast es doch früh genug gemerkt. Du kannst dich in aller Ruhe entscheiden, ob du dein Kind bekommen willst oder nicht. Du bist noch so jung – wenn du dein Baby nicht willst, wird dir das keiner zum Vorwurf machen, und es ist heutzutage überhaupt kein Problem, eine Abtreibung vornehmen zu lassen. Glaub mir, es ist alles nur halb so schlimm, wie es dir jetzt vorkommt.« Sie hakte sich bei mir ein und zog mich sanft mit sich. »Ich an deiner Stelle würde mich jetzt ins Bett legen oder ein heißes Bad nehmen. Mich erst mal entspannen und zu mir kommen. Das ist zwar leichter gesagt als getan, und ich hab das damals auch nicht ganz geschafft, aber …«

Rabea verstummte und wir verließen schweigend den Zoo.

Der Regen war ausdauernd und kräftig. Ein kalter Wind war aufgekommen, er hinterließ ein taubes Gefühl in meinem Gesicht. Von den Bäumen knallten Kastanien auf die Straße.

Vor unserem Haus parkte Patricks Auto. Es wunderte mich nicht. Meinen Schlüssel hatte ich im Bauernhaus vergessen. Auch das wunderte mich nicht.

Wir klingelten, der Türsummer ertönte, der Hausflur war grell erleuchtet und hallte vom Dröhnen einer Bohrmaschine wider. Im ersten Stock reparierte Melanies Vater den Rauchabzug. Torsten und Patrick standen ebenfalls im Flur und diskutierten mit ihm über irgendwelche technischen Details. Als wir an ihnen vorbeimussten, grüßten sie. Ich biss die Zähne aufeinander und sah auf die Stufen, Rabea murmelte ein »Guten Abend«. Bevor wir unsere Wohnung betraten, hörte ich unten Torsten Patrick ungläubig fragen, ob es zwischen uns jetzt etwa endgültig aus sei. Die Antwort bekam ich nicht mehr mit. Ich schloss die Tür.

»Der turnt ja immer noch hier rum!«, sagte Rabea verärgert. »Das macht er doch nur, um dich zu nerven! Und wie eifersüchtig er mich schon angeguckt hat, als wollte er mich gleich die Treppe runterschubsen.« Sie schüttelte sich wie ein Hund und versuchte anschließend, ihre Haare notdürftig mit den Händen in Form zu bringen.

»Meine Eltern haben schon mal überlegt, Patrick den Aufenthalt hier in der Straße und den Umgang mit mir gerichtlich zu verbieten. Aber das wollte ich nicht. Er tat mir ja auch irgendwie Leid. Außerdem gibt so etwas nur noch mehr Aufsehen und böses Blut.«

»Schon, aber du hast vielleicht zu viel Rücksicht auf ihn genommen und gerade jetzt solltest du deine Ruhe haben. Ich könnte dir anbieten ...« Rabea brach ab, denn mein Vater kam dazu.

Er sah abgekämpft und fiebrig aus. Mit belegter Stimme begrüßte er Rabea, schimpfte über das Wetter und die defekte Heizung in der Zooverwaltung und lud uns ein, in der Küche einen Erkältungstee mit ihm zu trinken.

Rabea sah mich zögernd an. »Ich habe leider nicht viel Zeit, ich muss meine Tochter gleich von der Tagesmutter abholen«, erklärte sie.

»Ach so.« Mein Vater zuckte die Achseln und schlurfte hustend in die Küche. Er war hundertprozentig nicht in der Stimmung, mir nachher die Tigergeschichte zu erzählen. Er war jetzt kein Fels in der Brandung, an den ich mich anlehnen konnte.

Auch meine Mutter, die nun hinter uns durch die Wohnungstür hereinkam, erkannte meine Not nicht auf den ersten Blick. Völlig aufgebracht erzählte sie, dass man ihr auf dem Parkplatz des Supermarkts eine dicke Macke ins Auto gefahren habe, die ganze Beifahrertür sei verbeult. Eine Zeugin habe ihr berichtet, der Typ sei mit seinem Kumpel sogar aus seinem Auto ausgestiegen, habe sich den Schaden angeguckt und darüber gelacht. Dann sei er abgehauen.

»Hat die Frau sich seine Autonummer notiert?«, fragte mein Vater müde.

»Eben nicht!«, ereiferte sich meine Mutter. »Das war 'ne dumme Pute, sie hat gesagt, sie habe die Nummer nicht erkennen können, nur dass das Auto ein schwarzer Kombi und der Fahrer groß und blond gewesen sei. Bei so spärlichen Angaben winkt die Polizei natürlich ab, den Kerl kriegen sie nicht, den suchen sie wahrscheinlich gar nicht erst! Den Schaden werden wir jetzt selbst zahlen müssen! Eine Sauerei ist das!« Meine Mutter fluchte und hängte ihren Mantel an die Garderobe.

Erst jetzt fiel ihr Blick auf Rabea und mich.

»Was ist denn mit euch los? Ihr seid ja ganz nass und bedröppelt«, sagte sie und reichte Rabea, die sie ja schon an deren Geburtstag kennen gelernt hatte, die Hand.

»Wir sind in den Regen gekommen«, sagte Rabea ausweichend.

Ich sagte nichts.

Während der Blick meiner Mutter schärfer wurde und sich ihre plötzlich erwachende Aufmerksamkeit auch auf meinen Vater übertrug, blieb ich stumm und horchte. Eines war mir endgültig klar: Der Tiger war letztendlich doch entkommen und kein Argument meines Vaters konnte ihn in seinen Käfig zurückbringen.

Er war da, ganz nah. Das gelb-schwarze Streifenmuster auf Mamas Brillenetui erinnerte an sein Fell. Der nasse, schwarze

Schal, der vom Garderobenhaken heruntergeglitten war und sich nun auf dem Boden ringelte, ähnelte seinem Schwanz. Die schwerfälligen Atemzüge meines erkälteten Vaters glichen dem Luftholen eines großen Raubtiers.

»Linda, was ist los?« Meine Mutter sprach mit leiser, keine Ausrede duldender Stimme. Ihre Hände waren dabei in Bewegung, trockneten mechanisch die regennasse Brille ab, legten sie zusammen, betteten sie ins Etui. Bei einer nervösen Katze ist es die Schwanzspitze, die stets in Bewegung ist, so signalisiert sie Verärgerung, Gereiztheit, Gefahr. Meine Mutter ließ ihr Brillenetui zuschnappen: ein Fauchen.

»Was ist los?«, wiederholte mein Vater. Er sprach jedes Wort einzeln aus, so als gehörten sie nicht zusammen, als sei jedes für sich schon eine Drohung: Ich zähle bis drei, und wenn du bis dahin nicht weg bist, beiße ich zu.

Rabea neben mir rührte sich nicht. Sie war keine Beute, sie war für Tiger nicht interessant. Aber helfen konnte sie mir auch nicht mehr, dazu war es zu spät.

Ich streckte meine Kehle hin.

»Ich bin schwanger.«

Ich merkte, wie Rabea neben mir zusammenzuckte. Natürlich, ich hätte es meinen Eltern schonender beibringen können, so nach dem Motto: »Hallo, Leute, setzt euch erst mal, tja, ich muss euch da leider was sagen ...«

Aber ich hatte nur das Bild vom Tiger im Kopf.

Ich hörte, wie das Brillenetui aus den Händen meiner Mutter fiel und auf den Fliesen aufsprang.

Ich hörte, wie mein Vater aufstöhnend sagte: »Lieber Gott, lass das ein Fiebertraum sein!«

Ich hörte das Türklingeln.

Ich sah durch den Spion.

Der Tiger stand im Hausflur und versuchte seinerseits, durch den Spion hineinzublicken, was sein lauerndes Auge vergrößerte.

»Patrick ist draußen«, flüsterte ich. Ich dachte, wenn ich ihn jetzt reinlasse, werde ich von diesem Moment an mein ganzes Leben lang flüstern.

Da riss meine Mutter die Tür auf und schrie so laut und wild, wie ich sie noch nie gehört hatte: »Was willst du denn, verdammt noch mal?«

»Aber Frau Maschewski!« Patrick hob abwehrend die Hände, bedachte uns alle mit einem erstaunten und gleichzeitig abschätzenden Blick. »Sie haben das Licht an Ihrem Auto angelassen, ich wollte Ihnen nur Bescheid sagen. Wenn es die ganze Nacht über brennt, ist morgen früh die Batterie leer.« Er lächelte. »Außerdem ist Ihnen jemand kräftig in die Seite gefahren. Ich denke, das haben Sie schon gesehen?«

»Danke, das habe ich«, antwortete meine Mutter kalt und schloss die Tür. Unsere Blicke trafen sich. Meine Mutter war bleich und sah aus, als hätte sie gerade wirklich Auge in Auge mit dem Tiger gestanden. Sie sah aus, als könnte sie sich nicht gegen ihn verteidigen, auch mein Vater könnte es nicht, nicht einmal Rabea.

Mein Adrenalinspiegel stieg. Mein Herz schlug so heftig, dass ich glaubte, es würde mir den Brustkorb sprengen. Aber sie hatte ihn angeschrien. Sie hatte doch ein bisschen Mut bewiesen, mich zu verteidigen. Sie hatte ihr Junges gegen das Raubtier verteidigt.

Mein Junges hatte überhaupt nur dann eine einzige, winzige Chance, von mir akzeptiert zu werden, wenn Patrick nicht mehr in meiner Nähe war.

Ich öffnete die Wohnungstür.

»Linda, wo willst du hin?«, rief meine Mutter hinter mir erschrocken.

Ich gab keine Antwort. Ich stolperte die Stufen hinunter.

Im Treppenhaus arbeitete Melanies Vater noch immer, aber Patrick war im Begriff zu gehen.

»Warte!«, rief ich ihm nach.

Er drehte sich zu mir um.

»Damit du es jetzt ein für allemal weißt«, sagte ich und spürte, wie das Blut mir in die Wangen schoss und meine Beine zu zittern anfingen. »Damit auch du's weißt, Torsten, und Sie, Herr Kleinschmidt, und Ihre Frau und Melanie und alle, die's sonst noch interessiert: Du und ich, Patrick, wir haben nichts mehr miteinander zu tun. Dein Terror hat jetzt und hier ein Ende, ich nehme keine Rücksicht mehr auf dich, ich habe keine Zeit mehr, mich mit deinen krankhaften Nachstellungen zu beschäftigen, und keine Lust mehr, mir von deinem blöden Gequatsche das Leben versauern zu lassen. Ich will dich hier nicht mehr sehen, ich will nicht mehr, dass du bei uns klingelst, vor der Tür sitzt oder vor dem Haus rumlungerst, und wenn du dich nicht dran hältst, dann …«

»Dann«, sagte mein Vater, der hinter mich getreten war und mir den Arm um die Schulter gelegt hatte, »müssen wir wohl doch einen Anwalt einschalten, das hatten wir ja schon seit längerer Zeit vor.«

Ich war ein bisschen verstimmt, dass er mir die Show stahl,

ich hatte so viel Mut gehabt, ich hätte es gern allein zu Ende gebracht.

»Tatsächlich? Und wieso kommen Sie mir jetzt damit?«, fragte Patrick. Er war bei meinen Worten blass geworden, hielt sich aber tapfer. »Ich habe nichts getan. Ich habe Ihre Frau nur höflich darauf hingewiesen, dass sie an ihrem Auto das Licht angelassen hat!«

»Das kannst du dir in Zukunft sparen. Wir möchten dich nicht mehr bei uns sehen!«, sagte mein Vater streng und hustete.

Patrick verzog den Mund zu einem abfälligen Lächeln. »Bitte, dann bin ich eben nicht mehr freundlich.«

»Du warst nie freundlich!«, schrie ich giftig und mit viel zu hoher Stimme.

Ich hatte Angst. Ich sah die ungläubigen, sensationsgierigen Blicke der Kleinschmidts. Ich wusste, dass mein Vater mir unbedingt helfen wollte, dass er aber bei seinem jetzigen Gemüts- und Gesundheitszustand nicht so stark war wie Patrick. Es fehlte nicht viel und er würde sich blamieren und den sprachlichen Wettkampf verlieren. Patrick war nicht nur dreist, schlagfertig und furchtlos, er war auch besessen.

Das hatte mein Vater zu lange nicht erkannt, zu lange Verständnis mit dem »verliebten, überdrehten Jungen« gehabt. Jetzt rächte es sich, ihm fiel wohl nichts ein, was er noch hinzufügen könnte, und als ich nun die Farbe in Patricks Wangen zurückkehren und seine Gesichtsmuskeln ein Grinsen formen sah, fürchtete ich schon, wir hätten wieder einmal gegen ihn verloren.

Da aber räusperte sich mein Vater noch mal und sagte so

ruhig und deutlich, wie es ihm unter diesen Umständen wohl nur möglich war: »Meine Tochter ist minderjährig. Sie fühlt sich von dir belästigt. Sie hat – und wir haben – dir mehrfach im Guten gesagt, dass du sie in Ruhe lassen sollst. Mit unserer Freundlichkeit ist es jetzt ein für allemal vorbei. Sehe ich dich noch einmal in ihrer Nähe …«

»Ist ja gut«, unterbrach ihn Patrick und machte eine abwehrende Handbewegung. »Ich hab's ja verstanden!« Er sah mich an. »Und dich habe ich geliebt!«, sagte er abfällig.

»Bist du dir da sicher?«, fragte ich, drehte mich auf dem Absatz um und ging die Treppen hinauf.

»Ja, da bin ich mir sicher!«, rief Patrick mir nach. »Natürlich habe ich dich geliebt, ich liebe dich immer noch, und ich habe überhaupt nicht vor, dich zu belästigen, und wenn du willst, dass ich nicht mehr herkomme, dann komme ich eben nicht mehr!«

Ich hörte, wie er die Treppen hinunterpolterte und unten die Haustür ins Schloss fallen ließ.

Dann war es still.

»Entschuldigung«, sagte mein Vater zu den Kleinschmidts, wischte sich den Schweiß von der Stirn und stieg schwerfällig die Treppen hinauf.

»Mannomann«, flüsterte Rabea. Ihr Gesicht war knallrot.

Meine Mutter war noch bleicher als vorher. Sie lehnte am Türpfosten und schloss mich, als ich an ihr vorbeigehen wollte, in die Arme.

Ich weiß nicht, wer von uns zuerst zu weinen anfing.

Ich weiß nur, dass ich schrecklich erledigt war.

Die erste Nacht

30. September

In dieser Nacht fand niemand Schlaf.

Zwischen eins und zwei hörte ich, wie mein Vater sich unruhig von einer Seite auf die andere warf, hustete, stöhnte und leise fluchte.

Um drei sagte er meiner Mutter, es tue ihm Leid, dass er sie am Schlafen hindere, er werde auf das Sofa im Wohnzimmer umziehen.

»Bleib hier! Glaubst du, ich kann besser schlafen?«, zischte sie. »Immer wenn ich die Augen zumache, sehe ich diesen Patrick Garbner vor mir, wie er mich anlächelt und sagt: ›Sie werden Oma, Frau Maschewski, und ich darf wohl bald Schwiegermutti zu Ihnen sagen ...‹«

Mein Vater bekam einen Hustenanfall, schnappte nach Luft. Ich hörte, wie er aus dem Bett aufstand und schimpfte: »Verdammt, ich bin ganz nass geschwitzt!«

»Wenn Linda das Baby bekommt, wird ein Gericht entscheiden, ob und wann er sein Kind sehen kann«, sagte meine Mutter.

Den Geräuschen nach öffnete mein Vater den Kleiderschrank, um einen neuen Schlafanzug herauszuholen. »Auf keinen Fall lass ich ihn in meine Wohnung«, sagte er dabei. »Anfangs hab ich den Jungen ja für ganz nett gehalten und ihm so einiges durchgehen lassen. Man will ja auch nicht immer den spießigen, verklemmten Alten rauskehren. Außerdem wollte Linda ja auch nie, dass wir uns einmischen, aber …«

»Wir hätten es verhindern können«, ergänzte meine Mutter. »Wir haben auf die Kleine nicht richtig aufgepasst, Karsten.«

»Ach, hör auf, Annette, Selbstvorwürfe helfen jetzt auch nichts mehr! Jetzt müssen wir zusehen, dass wir eine Lösung für ihr Problem finden, dass wir wenigstens jetzt alles richtig machen, dass wir ihr den Rücken frei halten.«

»Ja, ich …«

Ich hörte die weitere Antwort meiner Mutter nicht, weil ich meine Bettdecke zurückschlug, aufstand und zu ihnen hinüberging.

»Haben wir dich geweckt? Entschuldige bitte«, sagte mein Vater.

»Ich habe sowieso nicht geschlafen.«

»Dann versuch es jetzt.«

»Ich kann nicht, Papa. Ich …«

»Warum hast du denn nicht mit mir geredet?«, fragte meine Mutter. »Ich habe es dir so oft angeboten, ich habe dir sogar vorgeschlagen, die Pille zu nehmen, damit so etwas nicht passiert. Aber du sagtest immer, du würdest dich von Patrick trennen und hättest nicht vor, mit ihm zu schlafen!«

»Ich wollte mich ja auch von ihm trennen!«

»Aber dann steigt man doch nicht miteinander ins Bett, wenn man eh mit der Beziehung abgeschlossen hat!«, rief mein Vater, bekam wieder einen Hustenanfall und flüchtete ins Bad.

Meine Mutter stand auf und nahm mich in die Arme.

»Morgen«, sagte sie, »morgen gehe ich mit dir zum Gynäkologen. Und dann werden wir weitersehen. Vielleicht hast du dich ja auch vertan, vielleicht war das Testergebnis falsch und du bist gar nicht schwanger …« Ihrer Stimme war anzuhören, dass sie ihren Worten selbst nicht glaubte, sich nur an einen Strohhalm klammerte, vielleicht um noch ein paar Stündchen schlafen zu können.

»Kann sein«, antwortete ich.

»Dann schlaf jetzt. Wir werden schon eine Lösung finden. Du wirst sehen, morgen früh sieht die Welt schon wieder ganz anders aus.«

Ich nickte, ging in mein Zimmer und schloss die Tür hinter mir.

Noch um halb vier hörte ich meine Eltern miteinander flüstern, aber ich konnte die Worte nicht verstehen und irgendwann übermannte mich dann gnädigerweise doch der Schlaf.

Wartezimmer

30. September

Wir hatten keinen Termin und das Wartezimmer war voll. Die Luft war stickig und die Frauen blätterten genervt in den Zeitschriften. Wegen eines Notfalls sei heute der Zeitplan des Arztes durcheinander geraten, erklärte die Sprechstundenhilfe und schlug uns vor, noch ein Stündchen in die Stadt zu gehen.

Es war natürlich kein Bummel wie sonst. Wir überquerten nur die Straße, tranken im Stehcafé gegenüber einen wässrigen Kakao und sahen uns an, ohne etwas zu sagen.

Die fehlende Nachtruhe und die Aufregung hatten Spuren auf dem Gesicht meiner Mutter hinterlassen. Heute ging sie nicht mehr als meine ältere Schwester durch, für die sie von charmanten Herren gern gehalten wurde. Heute war sie ganz die werdende Oma.

Der Kakao bekam mir nicht, außerdem musste ich dringend zur Toilette, da ich zu allem Übel seit dem Morgen an Durchfall litt. »Das ist nur die Aufregung«, sagte meine Mutter lakonisch, »später wirst du wahrscheinlich oft Verstopfung haben.«

»Das sind ja schöne Aussichten!«

Sie lächelte ein bisschen. »Tja, da kommt noch einiges auf dich zu, bis es endlich so weit ist. Aber mach dir nichts daraus, das haben bisher noch alle Frauen ausgehalten.«

»Mama«, sagte ich. »Ich will das Kind nicht.«

Sie drehte den Kopf weg, schwieg einen Moment, bevor sie sagte: »Darüber reden wir in Ruhe, wenn wir definitiv Bescheid wissen.«

»Ich weiß jetzt schon Bescheid. Komm, lass uns wieder rübergehen, die haben hier kein Klo.«

Also wieder ins Wartezimmer. Meine Mutter nahm sich eine Illustrierte, blätterte lustlos darin herum. Mir war überhaupt nicht nach Lesen. Ich betrachtete die an einer Pinnwand gesammelten Babyfotos, die dankbare junge Mütter dem Arzt geschickt hatten. Wie viele dutzend Kinder er schon auf die Welt geholt hatte! Wie zerknittert und angestrengt sie alle aussahen! Und was für bescheuerte Namen sie hatten! Ein Elternpaar hatte sein unschuldiges Ding doch tatsächlich Milka genannt, außerdem gab es eine Delphine, einen Marcus-Aurelius und gleich zwei Patricks.

»Na, schaust du dir die Babys an?«, flüsterte mir meine Mutter ins Ohr, schlug die Illustrierte zu und legte ihre Hand auf meine Schulter.

»Ich hab mir nur überlegt, wie ich mein Kind bestimmt nicht nennen würde.«

»Wie würdest du's denn nennen?«

»Gar nicht!«

»Ich mein ja nur.«

»Jedenfalls nicht so, dass die anderen Kinder es auslachen! Ich würde aber auch nicht so einen kitschigen Spruch unter das Foto schreiben wie: *Ein neuer Stern ist für uns geboren*. Meine Güte, man kann's auch übertreiben!«

Meine Mutter seufzte und legte liebevoll den Arm um meine Schultern. »Die Leute freuen sich eben. Für uns warst du doch auch unser Augenstern. Bist du heute noch.«

Wir sahen uns an. Sie war an mich herangerutscht, ihr Gesicht war nah an meinem, sie lächelte.

Ich dachte, was ich doch für ein ungeheures Glück mit meinen Eltern hatte. Sie hatten sich gestern Abend zwar auch sehr aufgeregt: getobt, geschimpft, geweint. Doch nach dem ersten Schock hatten sie keinen Zweifel daran gelassen, dass sie hinter mir und meiner Entscheidung stehen würden, egal wie die ausfiele.

Ich legte meine Stirn an ihre. »Ach, Mama.«

»Ach, Baby«, sagte sie.

Dann wurden wir aufgerufen.

Begriffe

30. September

»Der Embryo ist jetzt knapp zwei Zentimeter groß. Sein Körper zeigt bereits Ansätze für Arme und Beine, für Augen und Ohren. Die Entwicklung von Rückgrat, Gehirn und Nervensystem hat begonnen. Das kleine Herz Ihres Kindes schlägt schon.«

Der Arzt lächelte mich an, als wäre er selbst Schöpfer dieses Ungeborenen. Wahrscheinlich sah er sich im Geiste schon stolz ein weiteres Säuglingsfoto an seine Pinnwand heften.

»Ich bin erst fünfzehn«, sagte ich.

»Ich weiß.« Der Arzt wiegte den Kopf, sah meine Mutter an.

»Die Beziehung zum Kindsvater besteht nicht mehr, sie war auch nicht ganz unproblematisch. Linda geht noch zur Schule, sie ist in gewisser Weise selbst noch ein Kind. Wir … Ich hatte noch ein bisschen gehofft, dass sich das Ganze vielleicht doch als Fehlalarm herausstellt. Nun, da Ihre … äh … Diagnose feststeht …«

»An der Schwangerschaft Ihrer Tochter besteht kein Zweifel, Frau Maschewski. Normalerweise sage ich in diesem Moment: Herzlichen Glückwunsch.«

»Ich bin noch ein bisschen zu jung, um Mutter zu werden, finden Sie nicht?«

Er zuckte die Achseln, lehnte sich auf seinem Stuhl zurück und spulte seinen üblichen Informationskatalog ab: »Laut Gesetz soll die Mutter nach freiem Willen entscheiden. In den ersten zwölf Wochen der Schwangerschaft ist ein Abbruch zwar rechtswidrig, aber nicht strafbar, wenn die Schwangere eine Bescheinigung vorlegen kann, dass sie eine Konfliktberatung besucht hat. Die bekommen Sie bei *pro familia* und den christlichen Beratungsstellen. Dort weist man Sie auch auf die Möglichkeiten hin, Unterstützung zu bekommen, wenn Sie Ihr Kind doch austragen wollen. Falls Sie sich für einen Abbruch entscheiden, gebe ich Ihnen die Adresse eines Kollegen, der den Eingriff in seiner Praxis vornimmt. Es gibt verschiedene Methoden, die gängigste ist das Absaugen, das ambulant bei lokaler Betäubung oder kurzer Vollnarkose durchgeführt wird.«

Er legte die Hände über seinem Bauch zusammen und sah uns an. Wir nickten.

Die Sprechstunde schien vorbei zu sein, die Begriffe waren alle gefallen, doch da beugte er sich auf einmal über den Tisch zu mir herüber und sagte in vertraulichem Ton: »Ich will Ihnen da nicht reinreden, Linda, und ich verstehe sehr gut, dass Sie in Ihrem Alter Angst davor haben, sich Ihre Zukunft zu verbauen. Gerade in der heutigen Zeit werden ja fast unerfüllbare Anforderungen an junge Frauen gestellt.«

Er zählte mit den Fingern die einzelnen Punkte seiner Argumentation auf.

»Die jungen Frauen sollen flexibel und belastbar sein, sie sollen im Ausland studieren und in der ganzen Welt Karriere machen, sie sollen gertenschlank und trotzdem gesund und weiblich sein, sie sollen ihre Sexualität früh ausleben und trotzdem nicht schwanger werden, sie sollen möglichst nicht einmal während ihrer Menstruation in ihrer Leistungsfähigkeit eingeschränkt sein und ihre Schwangerschaften so planen, dass sie ihrem Arbeitgeber keine Kosten verursachen. – Das ist alles sehr viel, Linda. Und glauben Sie mir, ich weiß, wovon ich rede, ich habe selbst zwei Töchter, die sind nur wenig älter als Sie. Die würden mir wahrscheinlich auch sagen, dass sie jetzt kein Kind gebrauchen können.«

»Aber?«, fragte ich, denn mir war klar, dass der Arzt jetzt ein Argument für das Kind bringen würde.

Er lächelte. »Es ist nun mal da.«

»Ja, aber noch ist es … noch ist es nicht …«

»Tja, Linda, ich habe Ihnen ja schon gesagt, es hat bereits ein Herz. Ich will nicht zu ausschweifend werden, aber es ist meiner Meinung nach vielleicht doch mehr als nur ein Zellhaufen.«

Meine Mutter räusperte sich. Ich schwieg.

Der Arzt sah auf seine Armbanduhr und stand auf. »Auf jeden Fall sollten Sie sich genug Zeit nehmen, um Ihre Entscheidung zu treffen. Und prüfen Sie jeden Tag, ob Ihr Wunsch, eine Abtreibung vornehmen zu lassen – das scheint ja Ihr Wille zu sein, wenn ich Sie recht verstanden habe –, sich festigt oder ob Ihnen Zweifel kommen. Denken Sie daran, Sie können Ihre Entscheidung später nicht rückgängig machen. Das hört sich jetzt banal an, aber viele Frauen, die unsicher waren, bereuen später, sich nicht für das Kind entschieden zu haben. Und das sollten Sie sich ersparen.« Er lächelte und gab mir die Hand.

Mir schwirrte der Kopf von seinen Worten, ich nickte nur.

»Haben Sie es denn Ihrem Freund schon gesagt?«, fragte der Arzt, als er uns zur Tür seines Sprechzimmers begleitete.

»Nein. Patrick ist nicht mehr mein Freund. Ich habe einen anderen und ... und ich möchte zurzeit auch nicht, dass Patrick von meiner Schwangerschaft erfährt.«

»Verstehe.« Er lächelte noch einmal, verabschiedete sich von meiner Mutter und sagte, bevor er uns die Tür öffnete: »Wie Sie sich auch immer entscheiden werden, ich wünsche Ihnen viel Glück.«

»Danke.«

Wir gingen hinaus.

»Puh, diese Ärzte hören sich immer so gerne reden!«, sagte meine Mutter, seufzte, rieb sich mit den Händen das Gesicht und schüttelte ihre Haare auf. »Na, Gott sei Dank, das haben wir schon mal überstanden. Nun guck nicht so bedröppelt. Das schaffen wir schon. Wenn du willst, spendiere ich dir ein Eis. Komm«, sie hakte sich bei mir ein, »lass uns mal verschnaufen und dann ganz in Ruhe reden.«

Meine Mutter

30. September

Sie saß mir in der Eisdiele gegenüber und rührte beim Sprechen in ihrem Cappuccino.

»Wir werden es so machen, wie der Doktor gesagt hat. Wir haben ja fast sechs Wochen Zeit. Wir denken in aller Ruhe darüber nach. Welche Möglichkeiten gibt es? Was spricht dafür, das Kind zu behalten? Was spricht für einen Schwangerschaftsabbruch? Was gibt es noch?«

Sie leckte den Löffel ab und nahm einen Schluck aus ihrer Tasse.

»Du kannst es zum Beispiel auch austragen und zur Adoption freigeben.«

»Nein«, unterbrach ich sie knapp. »Ich will kein Kind, aber ich will auch nicht, dass es ein Kind gibt, das adoptiert wird und sich mit dreizehn fragt, wer eigentlich seine richtigen Eltern sind. So wie Sonja, was? Ich weiß noch, wie ungenießbar sie war, als wir in der Schule das Buch über das Findelkind gelesen haben und sie plötzlich auch unbedingt herausfinden wollte, woher sie stammt. Das war ein Theater, ihre jetzigen Eltern sollten ja möglichst nichts davon erfahren. Und als sie nach langem Hin und Her endlich die Adresse ihrer richtigen Mutter herausgefunden hatte und Patrick uns und die Clique zu deren Haus gefahren hat, da hat sie sich nicht mal getraut, aus dem Auto auszusteigen. Fast zwei Stunden haben wir da gewartet und bei jeder Frau, die vorbeiging, geguckt, ob sie Ähnlichkeiten mit Sonja hat. Tim und Till war es irgendwann langweilig, sie haben genervt und am Ende hat Sonja geheult und wir sind unverrichteter Dinge wieder nach Hause gefahren.«

»Das muss ja nicht immer so ablaufen«, sagte meine Mutter. »Es war ja vielleicht auch keine gute Idee von Sonja, euch alle zu dieser ersten Kontaktaufnahme mitzuschleppen. Wer weiß, vielleicht meldet sie sich später noch bei ihrer leiblichen Mutter, vielleicht braucht sie das aber auch nicht, weil sie erkannt hat, dass ihre Adoptiveltern für sie die richtigen und einzigen Eltern sind. Ich denke, eine Adoption wäre ein guter Mittelweg, du schenkst deinem Kind das Leben und befreist dich gleichzeitig von ihm.«

»Nein, das will ich nicht. Die ganze Schwangerschaft und die Geburt auf mich nehmen und das Kind dann abgeben? Nein. Außerdem kriegen das auch alle mit: die ganze Schule, die ganze Straße, die ganze Familie, Patrick! Patrick wird ausflippen, wenn er hört, dass ich das Kind abgeben will! Patrick wird sowieso ausflippen …!« Ich fing an zu hyperventilieren.

»Linda!« Meine Mutter ergriff meine Hand. »Patrick ist jetzt Nebensache.«

»So? Okay! Und was meinst du, was los ist, wenn ich mit dem dicken Bauch in die Schule gehe? Alle meine Mitschüler werden über mich lästern, werden sich hinter meinem Rücken kaputtlachen und sagen: Ist die blöd, lässt sich ein Kind andrehen! Und dann soll ich es abgeben und mich anschließend fragen lassen: ›Wo ist es denn hin, das Kind?‹ Nee, nicht mit mir! Das kann keiner von mir verlangen!«

Energisch schüttelte ich den Kopf.

»Also kein Mittelweg«, stellte meine Mutter fest.

»In Gefahr und großer Not ist der Mittelweg der Tod«, zitierte ich düster eine Redewendung, die mein Vater häufig benutzt, und warf dem Kellner, der schon die ganze Zeit neugierig in unsere Richtung guckte, einen grimmigen Blick zu.

»Entweder«, sagte ich, »bleibt das Kind bei mir und Patrick hat nichts zu melden und keiner hat mir reinzureden, was ich mit ihm mache. Oder es wird erst gar keiner erfahren, dass ich schwanger war. Es wäre überhaupt das Beste, es so schnell wie möglich wegzumachen, ratz-fatz, bevor es Arme und Beine hat.«

Meine Mutter versuchte zu lächeln. »Und möchtest du das?«

»Ich denke schon«, antwortete ich leise. »Was spricht denn

dagegen? Außer dass es nun mal da ist, wie der Arzt gesagt hat. Ja und, aber was heißt das? Ich bin auch da, ich will auch was vom Leben haben. Mit Kind kriege ich nie wieder einen Freund und werde Patrick nie los, ich …«

»Hast du nicht einen neuen Freund?«

»Schon, aber …« Ich nahm eine Papierserviette und zerlegte sie in kleine Schnipsel. »Es kommt mir vor wie eine Ewigkeit, dass ich Martin nicht mehr gesehen habe, ich kann mich kaum noch an ihn erinnern, ich habe das Gefühl, es gibt ihn gar nicht, ich habe ihn mir nur eingebildet, er ist gar nicht mehr mein Freund …«

»Wie lange hast du ihn denn nicht gesehen?«, unterbrach mich meine Mutter erstaunt.

Ich dachte nach. »Vierundzwanzig Stunden.«

Sie musste lachen. »Ja, das ist wirklich schrecklich lange!«

Das fand ich allerdings. Es war zwischendurch so viel passiert, dass es für vierundzwanzig Tage gereicht hätte.

»Vielleicht wird es dann Zeit, dass du ihn mal wiedersiehst.« Meine Mutter lächelte mir aufmunternd zu, stand auf und zahlte.

Ja, das wurde es. Es wurde wirklich Zeit, dass ich mal wieder an etwas anderes dachte als an das, was von der Beziehung mit Patrick übrig geblieben war.

Martin

30. September

Auf dem Weg zum Zoo rannte und schlich ich abwechselnd. Mal wurde ich von einer starken Vorfreude auf das Treffen mit Martin gepackt und sehnte mich danach, ihn zu sehen, dann wieder überfielen mich Zweifel, ob unsere Beziehung jetzt noch fortbestehen würde. Im Gegensatz zu Patrick war mit ihm immer alles so locker gewesen, dass ich jetzt gar nicht mehr wusste, ob es überhaupt ein festes Band gab. Und wie würde er auf die Nachricht von meiner Schwangerschaft reagieren? Würde er mich dann mit anderen Augen sehen? Mich fallen lassen? Damit mich nicht noch der Mut verließ, versuchte ich, mich mit dem Gedanken zu beruhigen, dass ich höchstwahrscheinlich zuerst Rabea begegnen und von ihr schon eine Einschätzung der Lage und ein paar Tipps bekommen könnte, bevor ich Martin gegenübertreten würde.

Doch als ich das Bauernhaus erreichte, sah ich, dass beide mich bereits erwarteten. Meine Knie wurden weich. Bestimmt wusste er schon Bescheid.

»Schön, dass du kommst!«, rief Rabea, ließ die Mistgabel fallen, die sie gerade in der Hand gehabt hatte, lief auf mich zu und nahm mich in die Arme. »Wir haben schon befürchtet, wir sehen dich heute gar nicht!«

»Doch, doch«, murmelte ich schnell und blinzelte zu Martin

hinüber. Er blieb auf der Stelle stehen und rührte sich nicht. Ich wusste: Auch zwischen uns hatte sich vieles verändert.

»Hat Rabea es dir gesagt?«, fragte ich beklommen.

»Ich hab's mir gedacht.« Er senkte den Blick.

»Ich habe ihm nichts verraten!«, rief Rabea erbost. »Er hat sich alles selbst zusammengereimt.«

»Und?«, fragte ich leise und schluckte. »Ist das ein Problem für dich? Ich meine, willst du noch mit mir zusammen sein, obwohl ich von meinem Exfreund schwanger bin, oder …?«

Martin sah mich weiterhin nicht an, berührte aber meine Hand. »Ehrlich gesagt, Linda, habe ich mich gestern Abend erst mal mit einem Freund betrunken.« Er lachte verlegen auf. »Das war auch ein Schock für mich.«

»Verstehe …« Meine Stimme war so leise wie in der Zeit mit Patrick.

»Also … ich hänge schon an dir. Andererseits weiß ich ja gar nicht, ob zwischen dir und deinem Ex wirklich hundertprozentig Schluss ist. Er rennt dir extrem hinterher, er liebt dich noch, und jetzt, da du nicht weißt, was du machen sollst, kann es ja sein, dass du zu ihm zurückgehst, er ist ja schließlich der Vater.«

»Nein!«, unterbrach ich Martin. »Das mache ich todsicher nicht.«

»Das sagst du jetzt …«

»Das sage ich nicht nur jetzt!«

»Hey Leute, streitet euch nicht!« Rabea versuchte, die angespannte Stimmung zu entkrampfen. »Ich hab's dir doch gesagt, Martin, Linda kehrt nicht zu Patrick zurück. Eher paart sich Lotta mit einem Löwen, als dass die beiden wieder zusammenkommen!«

Martin lächelte ein wenig, war aber noch immer nicht überzeugt. »Sicher?«, fragte er.

»Ja«, sagte ich. »Und ich will dieses Kind auch nicht haben. Die Geschichte mit Patrick ist abgeschlossen, sie hat sowieso viel zu lange gedauert.«

Martin nickte und schwieg. Auch Rabea sagte eine Weile nichts, so standen wir einen Moment zusammen, bis Rabea in dem kleinen Büro verschwand, um Tee und Kekse zu holen.

»Also …«, sagte er, »dann bleiben wir also erst mal zusammen, okay?«

»Erst mal?«, fragte ich.

Er zuckte die Achseln. »Erst mal. So lange, wie wir wollen.«

»Okay«, sagte ich ernst. Dann holte ich tief Luft, gab der Erleichterung Raum und fügte hinzu: »Dann will ich jetzt erst mal geküsst werden, und zwar auch so lange, wie ich will!«

Ich schloss die Augen und entspannte mich. Sonnenlicht fiel mir warm ins Gesicht. Martins Lippen waren weich und zärtlich. Ich hatte ihn vermisst, ich liebte ihn, ich liebte das Leben, ich liebte mich selbst und fühlte mich stark genug, Patrick zu vergessen, die Schwangerschaft abzubrechen, neu anzufangen, zu leben.

Da sah ich zwei junge Frauen mit Babys auf dem Arm das Bauernhaus betreten. Es waren offensichtlich Freundinnen, vielleicht zwei, die sich erst auf der Entbindungsstation kennen gelernt hatten, sie redeten und lachten miteinander, sie gingen an mir vorbei, und weil ich sie so anstarrte, grüßten sie, und als ich ihnen immer noch nachblickte, drehten sie sich um und winkten, bevor sie aus meinem Blickfeld verschwanden.

Einen Moment war ich mir nicht sicher, ob sie wirklich da

gewesen waren oder ob ich sie mir nur eingebildet hatte. Vielleicht waren sie mein schlechtes Gewissen gegenüber dem Kind, das zwar da war, aber nicht dableiben sollte. Ich wollte Martin fragen, ob er die beiden Frauen auch gesehen habe, aber dann kam ich mir blöd vor. Außerdem hatte ich ihm gesagt, dass ich eine Entscheidung getroffen hätte, und wenn man das einmal getan hat, sollte man auch dabei bleiben.

Sicher?

30. September – 5. Oktober

»Du bist dir also sicher, dass du das Kind nicht bekommen willst?«, fragte Martin, als wir uns am Abend in seinem kleinen Appartement trafen, das sich im ausgebauten Dachgeschoss seines Elternhauses befand.

Statt eine Antwort zu geben, begann ich über meine Zeit mit Patrick zu erzählen.

Ich begann beim Italienurlaub mit meinen Eltern und endete mit seinen Nachstellungen an Rabeas Geburtstag. Bestimmt zwei Stunden redete ich und Martin hörte zu, während wir in seiner engen Kochnische standen und Spaghetti mit Tomaten-Basilikum-Soße kochten. Als ich schließlich erschöpft, aber erleichtert am Ende meiner Erzählung angelangt war, waren die Nudeln viel zu weich und ausgefranst und der Großteil der Soße verkocht. Trotzdem schmeckte die Pasta gut. Wir aßen sie schweigend und mit großem Hunger, dicht an dicht auf einem Stuhl sitzend, den dampfenden Topf vor uns auf dem Tisch.

Mit vollen Mägen legten wir uns dann rücklings auf sein Bett, hörten leise Musik und streichelten uns ein bisschen. Wir versuchten gar nicht erst, so zu tun, als wäre die Leichtigkeit vom Vortag noch da. Wir begannen ganz neu.

Erst zum Abschied, als ich schon vor seiner Tür stand, fragte er mich noch einmal, ob ich mir sicher sei, dass ich das Kind nicht wolle.

»Ja«, antwortete ich, »ich denke schon. Meine Beziehung zu Patrick ist vorbei.«

»Das weiß ich. Aber du willst das Kind doch nicht nur deshalb abtreiben, weil wir beide jetzt zusammen sind, oder? Das möchte ich nämlich nicht. Genauso wenig wie ich mich verpflichtet fühlen möchte, es an Patricks Stelle aufzuziehen, sollst du dich verpflichtet fühlen, es meinetwegen wegzumachen.«

»Das tue ich doch nicht!«, sagte ich schnell und schüttelte den Kopf. »Ich habe einfach keine Verbindung zu diesem Kind. Es ist störend, es ist unerwünscht, ich will es nicht, ich kann es mir auch nicht vorstellen, es hat für mich kein Gesicht, und wenn, dann höchstens das von Patrick.«

»Okay. Ich wollte dir nur sagen, dass unsere Beziehung davon unabhängig ist. Ich bleibe mit dir zusammen, auch wenn du es bekommst, und ich trenne mich vielleicht eines Tages von dir, auch wenn du es nicht bekommst.«

Ich wurde rot. »Danke, dass du das so ehrlich sagst«, würgte ich hervor und merkte im gleichen Augenblick, wie sehr ich Martin liebte. So sehr, dass ich plötzlich inständig hoffte, er würde sich auf keinen Fall eines Tages von mir trennen.

Dann gab ich ihm noch einen Kuss, lief aus dem Haus und stieg in den Linienbus, der fast direkt auf der Höhe seiner Haustür hielt. Erst im Bus, in dem ich ein Mädchen aus der Schule traf, das mich sofort ansprach, erst dort, während ich versuchte, mit einer Hirnhälfte höflich den belanglosen Neuigkeiten der Mitschülerin zuzuhören und mit der anderen über meine Probleme nachzudenken, fragte ich mich, ob es wirklich stimmte, dass ich gar keine Verbindung zu dem gesichtslosen Embryo in meinem Bauch hatte. Er würde ja nicht *nur* Patrick ähneln, sondern auch mir. Meine Mitschülerin redete und redete. Ich betrachtete die Spiegelung meines Gesichts in der Scheibe. War ich mir sicher?

»Und du bist dir ganz sicher, dass du dich nicht für das Baby entscheiden kannst?«, fragte mein Vater leise und strich mit seinem Handrücken zärtlich über meine Wange.

Ich hatte ihn von seiner Arbeit abgeholt und wir hatten noch einen Spaziergang zum Raubtierhaus gemacht. Dort, in dem schönsten und größten der überdachten Tierhäuser, sollte meine kleine Kunstausstellung stattfinden. Die Wände zwischen den Glasscheiben und Gittern, hinter denen die Tiere wohnten, waren breit genug und in einem frischen Ockerton gestrichen, so dass die Bilder auf ihnen besonders gut zur Geltung kommen würden. Sitzbänke boten die Möglichkeit, Tiere und Bilder in Ruhe zu betrachten, außerdem war das Raubtierhaus immer sehr gut besucht, so dass meine Arbeiten auch möglichst vielen Leuten auffallen würden.

Als mein Vater mir die Frage stellte, hatten wir gerade laut über die Hängung der Bilder nachgedacht, er hatte mir gesagt, wie stolz er auf seine kreative Tochter sei, und mir mehrmals versichert, dass die Bilder den Leuten ganz sicher gefallen würden. Wir standen vor dem Gehege der Tiger. Die Kleinen spielten dicht vor der Scheibe miteinander, dann kam die Mutter dazu, packte sie im Nacken und schleppte sie an einen anderen Platz.

Mein Vater seufzte. »Und du bist dir ganz sicher, dass …«

»Ja«, sagte ich und drückte meine Hände an die Stelle der Scheibe, auf deren anderer Seite bis vor wenigen Sekunden noch das Tigerjunge gelegen hatte. »Ich glaube schon. Was soll ich denn machen mit einem Kind? Ich werfe doch meine ganze Zukunft weg! Dann war's das mit Zooarbeit, Malen und Ausstellungen-Machen. Dann muss ich zusehen, dass ich neben dem Aufziehen des Kindes einigermaßen die Schule schaffe. Wahrscheinlich kann ich mein Abi dann eh vergessen.«

»Wir haben darüber nachgedacht. Deine Mutter könnte nur noch halbtags arbeiten. Wir könnten zusätzlich eine Tagesmutter besorgen. Ich würde mein Amt im Stadtrat aufgeben und die Politik sausen lassen. So wäre ich dann auch ein bisschen mehr zu Hause. Und du … ja, wenn du malen willst, malst du eben mit deinem Kind. Die Malstifte besorg ich schon, keine Sorge, unser Geld würde reichen. Wir dürften eben nicht mehr so oft in Urlaub fahren! Aber unser Leben wäre dann ja auch so nicht langweilig. Wir würden das Kleine eben alle gemeinsam großziehen. Als Zimmer bekäme es mein Arbeitszimmer, ich brauche es ja eigentlich nicht, habe ja schließlich mein Büro hier im Zoo.« Er lachte auf, legte einen Arm um meine Schultern. »Ich würde dir auch einen Sandkasten in den Garten bauen. Und später, wenn es größer ist, eine Schaukel.«

»Ich weiß nicht, Papa … Wir können doch dann alle nicht

mehr tun, was uns Spaß macht, es gibt dann immer einen, der zu kurz kommt, weil er den Babysitter spielen muss!«

»Och, ich würde deswegen nicht leiden. Ich habe auch auf dich immer gern aufgepasst.«

»Vielleicht ab und zu mal! Aber die meiste Zeit war ich bei der Oma!«

Mein Vater schwieg. Zwei Putzfrauen betraten das Raubtierhaus.

»Wir wollen dich nicht überreden«, sagte er abschließend. »Wir wollen dir ja nur sagen, dass du unsere Unterstützung hast. Du brauchst es jedenfalls nicht abzutreiben, weil du Angst hast, allein dazustehen, kein Geld zu haben, solche Sachen …«

»Danke«, sagte ich und hakte mich bei ihm ein, als wir schweigend das Raubtierhaus verließen und durch den sich leerenden abendlichen Zoo zu unserem Auto gingen. Am Tor und an den Kassen waren Helfer damit beschäftigt, die druckfrischen Einladungsplakate für das Jubiläumsfest aufzuhängen. Die Grafiker hatten mein Bild aus dem Büro meines Vaters in die Gestaltung einbezogen und im kleiner gedruckten »Rahmenprogramm« tauchte mein Name ebenfalls auf.

»Ja, Frau Ludwig, das ist meine Tochter«, sagte mein Vater zu der älteren Kassiererin, die die Plakate bewunderte. »Sie ist eine Künstlerin und ein ganz starkes Mädchen.«

Frau Ludwig lächelte breit und gab mir die Hand.

Ich nickte nur. Ich war nicht stark. Ich würde meinem Kind kein Leben mit Malstiften, Sandkasten und Schaukel ermöglichen können. Auch mit der Unterstützung der ganzen Sippe nicht.

»Abtreibung? Bist du dir da sicher?«

Rabea stoppte hart am Beckenrand und drehte mir ihr Gesicht zu. »Das hätte ich mich nicht getraut. So easy wie sich mal locker die Mandeln oder den Blinddarm rausnehmen lassen ist das auch nicht. Da muss man schon voll dahinterstehen. Auch wenn man sich angeblich keine Sorgen machen muss, dass man nachher unfruchtbar ist.«

»Ich habe mich informiert«, sagte ich und ließ meinen Blick über das leuchtend türkisblaue Wasser gleiten. Abends war das Hallenbad gut besucht, komplette Familien vergnügten sich im Wasser, riefen, lachten und warfen sich Bälle zu. Mir tat es gut, inmitten all dieser Menschen zu sein, im angenehm warmen Wasser zu baden und das Gewicht des eigenen Körpers nicht zu spüren. Obwohl ich nicht wirklich abschalten konnte und das Thema auch jetzt wieder unser Gespräch bestimmte, hatte ich doch das Gefühl, die bedrückende Schwere meines Problems verschwinde etwas. »Absaugen geht ziemlich schnell. Eine Narkose, zwei Stunden warten, dann ist's überstanden.«

»Das meine ich nicht, Linda. Mir geht es darum, dass man letztendlich nicht weiß, wie man nachher psychisch damit klarkommt. Es gibt bestimmt tausende von Frauen, die sich nach einem Abbruch einfach nur erleichtert und befreit fühlen. Doch die ein oder andere wird vielleicht jedes Mal, wenn sie ein Kind sieht, an ihres denken, das sie selbst nicht gewollt hat. Mir wäre es bestimmt so gegangen. Meine größte Angst war von Anfang an, es eines Tages zu bereuen –«

»Also hast du auch überlegt, oder?«

»Ein bisschen. Viel Zeit hatte ich ja nicht.« Sie schwamm wieder los.

Ich setzte meine Schwimmbrille auf, die ich die ganze Zeit nutzlos an ihrem Gummiband ums Handgelenk gewickelt hatte, nahm einen tiefen Atemzug und tauchte hinab bis auf den Grund des Beckens. Von hier unten waren die Beine der Schwimmenden zu sehen, lautlos und staksig vollführten sie ihre Bewegungen über mir, still war es hier unten, still und blau.

Das Kind war jetzt mit mir hier unten, umgeben von meinem Fruchtwasser wie ich vom städtischen Badewasser, es würde mit mir sterben, wenn ich nicht mehr auftauchte. Womit übrigens alle Probleme gelöst wären. Ein oder zwei Minuten länger hier unten, und der Drang, Luft zu holen, würde so schmerzhaft und stark werden, dass ich den Mund öffnen und ertrinken würde. Wer würde uns vermissen, uns beide? Eine ganze Menge Leute, erinnerte ich mich. Dann stieß ich mich vom Boden ab und schoss nach oben, riss den Mund auf.

»Alles klar?«, fragte Rabea irritiert.

»Ich hab mal einen anderen Blickwinkel eingenommen«, sagte ich und streifte die Brille wieder ab.

»Das ist immer gut. Und? Was hat es dir gebracht?«

»Nichts.« Ich lachte atemlos.

»Gar nichts?« Sie streckte den Arm nach mir aus und kitzelte mich. »Na dann … dann lass uns doch am besten gleich zu den Massagedüsen gehen, drüben im warmen Becken, das ist herrlich, wie eine große Badewanne … und heute werde ich es besonders genießen, weil ich nicht auf Anna aufpassen muss!«

Rabea kletterte aus dem Becken und lief voraus. Ich hinterher. Es war schön, so ausgelassen über die Fliesen durch die Badelandschaft zu rennen und sich wie ein Kind vom Rand ins kleine Becken gleiten zu lassen.

»Vermisst du Anna jetzt nicht?«

Rabea lachte. »Erwischt, was?«, sagte sie. »Weißt du, auch jetzt noch denke ich manchmal darüber nach, wie mein Leben ohne Anna verlaufen wäre. Und wenn es mir gerade mal wieder gar nicht gut geht, wenn mich der Sklavenjob im Zoo annervt – du musst bedenken, es ist ein Unterschied, ob man dort ein paar Mal nachmittags auftaucht, um sein Taschengeld aufzubessern, oder ob man davon leben muss –, wenn ich mich mal wieder mit jemandem gestritten und es wieder nicht geschafft habe, regelmäßig zur Uni zu gehen und Prüfungen zu machen, wenn Björn mal wieder am Wochenende keine Zeit für Anna hat, obwohl es doch abgesprochen war, dann, dann denke ich auch: Hätte ich doch mal lieber …!«

»Aber dann bist du wieder froh, wenn du Anna siehst und …«

»Klar! Das ist es ja. Ich lieb meine Anna!« Rabea hielt sich die Nase zu, tauchte unter und strich ihre langen Haare zurück.

Ich schwieg, sah den Leuten zu und sah sie doch nicht.

Meine Freundin war sich möglicherweise immer noch nicht hundertprozentig sicher, ob sie damals die richtige Entscheidung getroffen hatte. Wie konnte ich es da sein? Jetzt? Demnächst, wenn ich mit dem Gynäkologen einen Termin für den Abbruch vereinbaren musste? Wie sollte ich diese Frage beantworten?

Das Grübeln hörte nie auf.

Wenn ich in der Schule saß und so tat, als sei alles wie immer und meine einzige Sorge sei das Ergebnis der letzten Mathearbeit. Wenn ich malte und bemerkte, dass meine traumhaften

Dschungelbilder sich allmählich in alptraumhafte Unterweltsbilder verwandelten. Wenn ich im Bett lag und nicht einschlafen konnte. Wenn ich nachts erwachte und mich Nervosität, Herzrasen und Heißhunger aus dem Bett und zum Kühlschrank trieben und ich dann nach einer Fressattacke ins Bad stürzte, um zu sehen, ob ich schon dick und rund geworden war. Wenn ich an Patrick dachte, der sich in dieser Zeit glücklicherweise an sein Versprechen hielt und sich nicht in der Straße und an der Schule sehen ließ.

Aber es gab auch andere Momente. Wenn ich den Triumph fühlte, dass Patrick es nicht wusste. Wenn ich das Gefühl hatte, nicht passiv vom Schicksal überwältigt zu sein und im Gegenteil nun alle Fäden in der Hand zu haben und selbstständig und frei diese erste wichtige Entscheidung in meinem Leben treffen zu können.

Das waren dann sogar sehr gute Momente.

Trost

6. Oktober

Nicht nur ich brauchte Trost, auch Melanie hatte ihn nötig. Ich merkte es am Montagmorgen, gleich als ich sie im Treppenhaus sah, ihre Augen waren vom Weinen geschwollen, sie war stumm und bedrückt.

Die ganze letzte Woche über hatte ich sie kaum gesehen, drei Tage hatte ich in der Schule gefehlt, weil ich mir sicher war, unmöglich in meinem aufgeregten Zustand am Unterricht teilnehmen zu können, der Donnerstag war wegen Lehrerkonferenzen ausgefallen, und in den wenigen Stunden am Freitag war ich sehr schweigsam gewesen und nach dem Unterricht gleich zu Rabea gefahren, bei der ich auch das Wochenende verbracht hatte. Eigentlich waren Melanie und ich uns nur ein einziges Mal begegnet, sie hatte bei uns geklingelt und wir hatten auf meinem Bett gesessen, eine neue CD gehört und eine Tüte Chips zusammen gefuttert. Über mein Problem hatten wir nicht gesprochen, sie hatte zwar kurz nach der »Blasenentzündung« gefragt, aber ich hatte frech gelogen, dass es mir hundertprozentig gut ginge. Damit war das Thema vom Tisch gewesen. Nachher hatte ich mich zwar geschämt, dass ich meine beste Freundin, denn das war sie ja immer noch, anlog, aber ich hatte mir nun mal vorgenommen, es vorläufig so wenig Menschen wie möglich wissen zu lassen.

»Meine Katze ist krank«, sagte sie nun, kaum dass wir das Haus verlassen hatten. »Krebs. Der Tierarzt sagt, sie wird nicht mehr gesund. Er wollte sie am Freitag schon in der Praxis behalten und einschläfern, aber ich hab sie noch mal mitgenommen übers Wochenende und …« Melanie wischte sich eine Träne von der Wange.

Ich blieb erschrocken stehen. »Aber als ich sie letztes Mal gesehen habe, war sie doch noch ganz munter!«

»Nein, nein, sie verkriecht sich schon seit Wochen am liebsten unterm Sofa. Du bist einfach schon so lange nicht mehr bei uns gewesen. Ich wollte es dir auch schon am Freitag sagen, aber du warst ja das ganze Wochenende nicht da. Und deine Mutter hat mir nicht gesagt, wo du bist. Hast du immer noch Angst, dass ich dich an Patrick verpfeife? Das würde ich nicht tun! Ich sehe ihn gar nicht mehr, es sei denn, Torsten bringt ihn mal mit. Und überhaupt … meine arme Jule!«

Melanie schluchzte auf und ich nahm sie in die Arme.

»Meine Mutter will, dass wir heute Nachmittag zum Tierarzt gehen …«

Ich drückte sie an mich.

»Kommst du mit, Linda? Bitte!«

Bei der Vorstellung grauste es mich. Dennoch nickte ich tapfer.

In beiden großen Pausen kümmerte ich mich um Melanie, versuchte sie aufzuheitern, ihr zu sagen, dass Jule doch ein gutes Leben gehabt habe. Dabei dachte ich an mein Kind. Sollte sein Leben wirklich nicht länger als zwölf Schwangerschaftswochen dauern?

Als wir mit Jule im Behandlungsraum der Praxis standen, Melanie und ich allein, weil ihre Eltern in letzter Minute doch gekniffen hatten, weinten wir zusammen, einträchtig dort im kalten Neonlicht stehend, die ruhige, noch warme Jule auf dem Arm, die Finger in das Fell gekrallt. Im Radio spielten sie viel zu laut *It's my life* und die arrogante Sprechstundenhilfe machte zwar ein berufsmäßig bekümmertes Gesicht, gab mir aber trotzdem das Gefühl, dass sie unsere Heulerei übertrieben fand. Irgendwann ging sie hinaus und lachte im Nebenraum laut mit ihrer Kollegin. Da sagte ich es Melanie, ich konnte es einfach nicht mehr für mich behalten.

Wege

8. Oktober

Die Beratungsstelle betraten wir zu viert: Melanie, meine Mutter, Rabea und ich.

»Oh, hallo! Sind Sie alle schwanger?«, fragte die Sozialarbeiterin amüsiert, als sie uns sah. »Das lohnt sich ja richtig! Oder doch nur eine? Ach, schade! Und welche von Ihnen ist es?«

Ich war froh über den lockeren Ton. Wenn ich gewusst hätte, dass in der Konfliktberatung ganz normale junge Frauen sitzen, hätte ich den Begleitschutz nicht gebraucht. Obwohl Rabea mir versichert hatte, dass es gar kein Problem sei, den Beratungsschein zu bekommen, hatte ich doch insgeheim gefürchtet, vor ein Tribunal aus lehrerhaften, religiösen alten Tanten treten zu müssen. Glücklicherweise war das aber überhaupt nicht der Fall. Niemand hatte vor, mir mit Gottes Strafe und dem Jüngsten Gericht zu drohen. Wir setzten uns zusammen an einen Kiefernholztisch, die Sonne schien durchs Fenster, von der Straße zog der Geruch einer Dönerbude herein, auf dem Tisch standen Kekse und Orangensaft, und das Erste, was die Sozialarbeiterin zu mir sagte, war, dass ich keine Angst zu haben brauche, den Schein für die Abtreibung des Kindes bekäme ich auf jeden Fall.

»Gut.« Ich schluckte. Mein Blick fiel auf eine bunte Holzeisenbahn, die neben dem Keksteller stand. »Ich will es nicht bekommen, weil ich nicht mehr mit dem Vater des Kindes zusammen sein will. Er hat mich sehr bedrängt, nie in Ruhe gelassen, er hat immer alles bestimmt, er war von seiner Liebe besessen, immer schnell eifersüchtig, immer schnell beleidigt, wenn ich mal keine Zeit für ihn hatte. Außerdem ist er auch irgendwie ein bisschen gestört, selbst jetzt verfolgt er mich noch, obwohl schon lange Schluss ist und ich einen neuen Freund habe.«

»Wenn du das Kind bekommst, heißt das ja nicht automatisch, dass du dich wieder mit ihm vertragen musst.«

»Ja, aber er wäre dann trotzdem immer da, er hätte dann ja einen Grund, dauernd bei uns aufzutauchen!«

»Dein Vater und ich würden uns schon darum kümmern, dass er dich nicht belästigt«, sagte meine Mutter.

»Ich will gar nicht, dass er von meiner Schwangerschaft erfährt!«

»Das muss er ja auch nicht«, sagte die Sozialarbeiterin langsam und fügte leise hinzu: »Letztendlich kann dich keiner dazu zwingen, zu sagen, von wem das Kind ist. Es könnte ja zum Beispiel auch von deinem neuen Freund sein …«

»Ist es aber nicht!«

»Das weiß Patrick doch nicht!«, mischte sich Rabea ein.

»Wichtig ist, Linda, dass du für dich entscheidest, ob du das Kind haben möchtest oder nicht. Wenn du es nicht bekommst, nur weil du Angst vor deinem Exfreund hast, diese Angst sich aber nach ein paar Wochen als völlig grundlos herausstellt – vielleicht hat er bald eine neue Freundin, vielleicht hat er ja jetzt schon eine, weißt du's? –, dann wirst du es vielleicht bereuen, dass du deine Schwangerschaft seinetwegen abgebrochen hast. Und dann ist es nicht mehr rückgängig zu machen.«

»Das stimmt«, flüsterte Rabea.

Wir schwiegen einen Moment.

Dann erzählte die Beraterin von den Möglichkeiten, finanzielle Unterstützung zu bekommen, stellte Wohnprojekte für junge Mütter vor, berichtete von Patenschaften und öffentlichen Sozialleistungen, bis meine Mutter sagte: »Das wird nicht nötig sein.« Sie ergriff, vielleicht unbewusst, die Holzeisenbahn. »Wir stehen voll hinter unserer Tochter. Wenn Linda das Kind bekommen will, werden mein Mann und ich es selbstverständlich miternähren. Nicht nur wir werden uns Zeit für das Kind nehmen, auch Lindas Großeltern stehen dafür zur Verfügung.«

»Aber ich kann dann trotzdem nicht mehr machen, was ich will!«, rief ich. »Du hast doch auch auf deine ganzen Träume verzichtet, Rabea!«

»Schon«, gab Rabea zu, »aber dafür hab ich jetzt meine süße Anna. Obwohl du ja siehst, wie chaotisch es bei mir zugeht.« Sie lachte ein bisschen, und da wir alle ein wenig Aufheiterung brauchen konnten, erzählte sie von dem Vorbereitungsabend für die Party und Annas Wunsch, ein lebendiges Schwein zum Geburtstag zu bekommen.

»Oh je«, seufzte meine Mutter und ließ die Holzeisenbahn los, nur um sie im nächsten Moment wieder zu sich heranzuziehen. »Aber irgendwie sind solche Erlebnisse ja auch ein Geschenk.« Sie sah mich an.

Alle sahen mich an.

»Ich habe ja gar nichts gegen ein Kind«, sagte ich, »ich mag Anna ja auch und habe mir für später immer Kinder gewünscht. Aber eben für später.«

»Und nicht mit Patrick«, fügte Melanie leise hinzu.

»Genau.«

»Gut«, die Beraterin sah mich freundlich an, »ich kann das verstehen und deinen Wunsch nachvollziehen. Du bist wirklich noch sehr jung.« Sie holte ein Formular aus einem Aktenordner, füllte es aus und heftete die Schwangerschaftsbescheinigung meines Gynäkologen dazu.

Während dieses Vorgangs sagte keine von uns ein Wort. Meine Mutter hatte sich von der Holzeisenbahn verabschiedet und knibbelte stattdessen an ihren Fingernägeln. Melanie saß ganz auf der Kante ihres Stuhls und schielte so verzagt auf eine bereits ausgefüllte Seite des Formulars, als säße sie in einer Klassenarbeit und versuchte, heimlich beim Nachbarn abzugucken. Rabea starrte unergründlich und trübsinnig vor sich hin.

Plötzlich wollte ich nur noch raus.

Die Beraterin reichte mir endlich das Formular. »Du kannst jederzeit noch einmal wiederkommen, auch mehrmals, wenn du Zweifel bekommst, Rat brauchst, wir sind für dich da.«

»Ich habe keine Zweifel.«

»Zwischen Beratungsgespräch und Abbruch müssen mindestens drei Tage liegen. Eine Arztpraxis, die ich dir empfehlen kann, ist ganz in der Nähe. Die Leute da sind sehr nett und …«

»Zeigen die einem das dann nachher?«, fragte Melanie dazwischen, machte große Augen, wurde rot, stammelte: »Äh, ich meine …«

»Nein, keine Sorge, früher hat man das vielleicht getan, so als sadistischen Racheakt, aber heute, nein, das kann ich mir beim besten Willen nicht vorstellen, und in der Praxis, die ich

Ihnen aufgeschrieben habe, wird das ganz bestimmt nicht gemacht.«

»Meiner Mutter haben sie es gezeigt! Sie hatte nach mir noch eine Fehlgeburt, es ist schon im Bauch gestorben. Sie wollte es begraben, aber das ging nicht. Meine Katze durfte ich auch nicht begraben!« Melanie schnappte aufgeregt nach Luft. »Entschuldige, Linda, ich hab meiner Mama von deinem Problem erzählt, ich war vorgestern so fertig, ich wollte es nicht, aber es kam so raus, bitte sei nicht böse, sie wird es für sich behalten, darauf kannst du dich verlassen!«

Sie umarmte mich hektisch, und ich, perplex, ließ es geschehen.

»Bei einer Fehlgeburt ist das etwas anderes«, sagte die Beraterin schnell, »der Fötus ist dann meist schon viel größer und die Mutter möchte sich vielleicht auch von ihm verabschieden.«

Ich nickte stumm. Wahrscheinlich war ich bleich wie Kreide. Ich musste hier raus! Ich bekam keine Luft!

»Du brauchst dich nicht bange machen lassen«, sagte die Beraterin, »wichtig ist nur, dass du dir über deine Entscheidung sicher bist, aber das scheinst du ja zu sein.«

Ich nickte wieder, ergriff hastig die Türklinke.

»Kann man sich bei einer ungewollten Schwangerschaft in dem Alter eigentlich jemals sicher sein?«, fragte Rabea, bevor ich hinauslief, »es ist doch wie mit dem Heiraten: Tu's oder lass es, bereuen wirst du's auf jeden Fall.«

Termin

9. Oktober

»Übernächsten Montag, 20. Oktober, 8 Uhr. Und morgen Nachmittag einmal zur Voruntersuchung. Der Eingriff selbst geht schnell. In zwei Stunden ist alles über die Bühne.« Meine Mutter legte mir einen Notizzettel neben meinen Teller und setzte sich an den Küchentisch. »Ein früherer Termin war nicht zu bekommen, der Arzt ist die ganze nächste Woche auf einer Fortbildung.«

»In Ordnung. Mir wäre es zwar lieber gewesen, es möglichst schnell hinter mich zu bringen, aber es ist okay.«

Mein Vater schwieg und sah nicht von seinem Mittagessen auf. Meine Mutter setzte sich, nahm Messer und Gabel in die Hand, aß aber nicht.

»Was haltet ihr davon, wenn wir nächste Woche in den Herbstferien zum Abschalten an die Nordsee fahren? Einfach mal für ein paar Tage weg. Vielleicht …«

»Mama«, sagte ich, »ich …«

»Du hast dich entschieden, ich weiß«, unterbrach sie mich, »aber vielleicht möchte ich gar nicht über das Thema reden, sondern in erster Linie Urlaub machen. Was hältst du davon, Karsten?«

»Von mir aus.« Mein Vater warf einen langen Blick auf den Notizzettel. »Wir machen alles, ganz wie ihr wollt. Ich bitte euch nur, Oma und Opa nichts von der Sache zu erzählen. Das wäre mir nicht recht.«

»Warum sollen meine Großeltern nichts davon wissen? Schämt er sich für mich, oder was?«, fragte ich leicht gereizt, als ich mit meiner Mutter den Abwasch machte und mein Vater wieder in sein Büro gefahren war.

»Neeiin«, antwortete meine Mutter gedehnt, »er hatte sich wohl schon auf ein Enkelkind gefreut. Gestern hat er deine ersten Babyschuhe aus dem Keller mit heraufgebracht, er wollte sie dir zeigen, aber du hattest gerade deinen Freund zu Besuch, da konnte ich ihn glücklicherweise davon abbringen.«

Sie lächelte mich an, reichte mir einen frisch gespülten Teller. »Für uns ist das auch nicht so leicht, Linda. Wir wollen uns nicht einmischen, dich nicht bedrängen, nicht zwingen – doch wir haben auch unsere Gefühle.«

»Aber es ist nicht euer Kind und ihr müsst nicht dafür da sein und sorgen!«

»Dieses da drinnen«, sie tippte mit ihren nassen, seifigen Fingern auf meinen Bauch, »vielleicht nicht. Aber das Ganze«, sie streichelte mit ihrem Handrücken mein Gesicht und gab mir einen Kuss auf die Nase, »das schon. Und wir wollen, dass du glücklich bist, eine Zukunft hast, dass du vor allem nichts bereust, verstehst du … ich weiß es auch nicht besser zu sagen.« Sie drückte mich und ich ließ es zu.

»Ihr redet mir alle ein, dass ich später etwas bereuen würde, dabei wisst ihr das doch gar nicht!«, rief ich und machte mich von ihr los. »Ihr macht mich noch verrückt mit eurer bescheuerten Reue!«

Im Stall erwartete mich dasselbe Thema. Rabea, die sich die ganze Zeit so jovial gegeben hatte, stieß in das gleiche Horn wie meine Eltern: Ich will dir ja nicht reinreden, aber ich sage trotzdem mal ganz beiläufig, dass ich, wäre ich zufällig an deiner Stelle, mir das Ganze noch einmal überlegen würde. Pünktchen, Pünktchen, Pünktchen. Den Rest sollte ich mir wahrscheinlich selber denken. Ich dachte, dass ich nicht denken konnte, wenn andere meinten, es schon für mich tun zu müssen, knallte meinen Besen in eine Ecke und machte mich auf den Weg ins Waldhaus-Café.

»Wie? Ihr habt euch richtig gestritten?« Martin zog mich auf seinen Schoß, kitzelte mich ein bisschen.

»So in etwa. Momentan streite ich mich mit fast jedem. Alle reden auf mich ein. Ich will's nicht mehr hören! Ich kann nicht mehr malen, mich nicht mehr entspannen, kann mich nicht mal mehr fünf Minuten über was anderes unterhalten! In meinem Leben dreht sich alles nur noch um das blöde Blag!«

Ich knallte meine Faust auf den wackeligen Plastiktisch. Martins Cola schwappte in ihrem Glas gefährlich hin und her. Die wenigen Gäste, die zu dieser Jahreszeit noch den Zoo besuchten, sahen neugierig herüber.

»Selbst Rabea geht mir heute auf den Keks! Da sagt sie doch vorhin zu mir: ›Ach, ich rauche mal lieber nicht in deiner Gegenwart, Linda, das schadet ja deinem Kind.‹ Ich, voll sauer, sage: ›Darauf kommt's nun auch nicht mehr an!‹ Sie wieder: ›Wer weiß, wer weiß, es sind noch zehn Tage bis zu deinem Termin …‹ Sie hofft doch glatt, dass ich mich noch umentscheide! Dauernd lässt sie so dämliche Sprüche los: ›Lieber ein Kind auf dem Kissen als eins auf dem Gewissen!‹ Und warum? Weil sie jemanden sucht, mit dem sie über Kindererziehung quatschen und nachmittags auf den Spielplatz gehen kann!«

»Hey!« Martin strich mir beruhigend über den Rücken, brachte die Getränke vor meinen wild gestikulierenden Armen in Sicherheit. »Jetzt sei mal nicht so hart zu ihr! Sie hat's ja nun auch nicht einfach. Björn macht Karriere und sie darf Schweinemist wegräumen. Ich glaube, dass Rabea manchmal ganz schön unglücklich ist, aber es vor sich selbst nicht zugeben will. Lieber macht sie sich was vor. Aus Angst, dass die Kleine etwas von ihren widersprüchlichen Gefühlen mitkriegt, wahrscheinlich auch, weil sie ihre Anna ja nun mal liebt. Nicht dass Rabea wirklich denkt: Hätte ich sie mal lieber nicht bekommen! Den Gedanken würde sie nie zulassen. Aber jetzt, da sie deine Geschichte so hautnah mitbekommt, da muss sie sich eben ganz besonders stark etwas vormachen, verstehst du?«

»Ja, ja«, sagte ich unwirsch. »Du musst sie natürlich in Schutz nehmen!«

»Weil du jetzt ungerecht bist! Ich meine, ich verstehe dich ja, aber Rabea hat auch ihre Probleme. Björn hat mir erzählt, dass sie, seit sie von deiner Schwangerschaft weiß, richtig schlecht drauf ist. Du bist so tough: Du gehst locker weiter zur Schule, jobbst, malst und machst deine Ausstellung, du trennst dich von dem einen Freund und hast gleich einen neuen, du musst wohl auch in der Beratungsstelle ziemlich cool gewirkt haben. Du sagst einfach, ich will das Kind nicht, und basta.«

»Ich bin überhaupt nicht tough! Ich bin voller Zweifel!«

»Den Eindruck machst du aber nicht! Zumindest nicht im Vergleich mit Rabea!«

Ich brummte etwas, schwieg einen Moment und sagte dann: »Und zu allem Unglück wollen meine Eltern jetzt auch noch in den Herbstferien mit mir in den Urlaub.«

»Hey, freu dich doch, wir sehen uns ja wieder!« Er küsste mich, ich wollte es erst nicht, war grantig, aber dann ließ ich mich schließlich doch überreden und auf seinem Schoß hin und her schaukeln, bis wir fast mit dem Stuhl umkippten.

»Was würdest du eigentlich machen, Martin, wenn ich jetzt von dir schwanger wäre?«

»Von mir?« Martin lachte laut. »Das ist ja Gott sei Dank nicht der Fall!«

»Du fieser Möppel!« Ich sprang auf, er zog mich auf seinen Schoß zurück.

»Warte! Natürlich bin ich froh, dass es nicht von mir ist, aber das heißt ja nicht, dass ich nicht in dich verliebt bin!« Er lachte auch noch, der dreiste Kerl! »Weißt du, was ich machen würde? Ich würde es zur Arbeit mitnehmen! Es würde mit den Pinguinen das Schwimmen lernen, mit den Kängurus das Hüpfen und mit den Gazellen das Laufen!«

»Und mit den Krokodilen das Abendbrotessen, was?«

»Klar, es würde ein klasse Kind werden, es würde mit den Schlangen golfen, es würde … ein Artist werden. Ganz genau! Das würde sowieso gut zu uns passen. Insofern ist es schon schade, dass es nicht von mir ist. Also, wenn du willst, dann nehm ich dich auch mit Kind. Sag dem bekloppten Patrick einfach, es sei von mir.«

»Du spinnst ja.« Tränen traten mir in die Augen. Ich wusste nicht, warum, es geschah einfach so, Martin hatte meine Hände ergriffen, er lächelte wie immer ziemlich spitzbübisch, aber gleichzeitig auch richtig verliebt, und für einen Moment wusste ich, dass vielleicht wirklich alles etwas anders wäre, wäre er der Vater meines Kindes.

Trotzdem sagte ich: »Das ist sehr lieb von dir. Aber wenn du ehrlich bist, kannst du das doch gar nicht wissen. Das hast du doch auch selbst schon gesagt. Ich war noch nie in so einer Situation – und du auch nicht. Keiner von uns kann wissen, was in ein paar Monaten oder in einem Jahr wäre. Ich muss meine Entscheidung ganz allein treffen. Und ganz unabhängig von dir. Verstehst du das?«

Martin ließ langsam meine Hände los und lehnte sich zurück. »Ja, Linda, natürlich … du hast Recht …«

Ich stand von seinem Schoß auf und ging. Irgendwie hatte ich mir wohl wider besseres Wissen gewünscht, dass er mir heftig widersprochen hätte.

Nordseetage

13. – 19. Oktober

Bei Wind und Wetter am Strand entlanglaufen, Muscheln sammeln, in gleichförmiger Apathie im Spaßbad herumdümpeln. Im Saunatuch auf einer Liege, lesen und rausgucken. An den Panoramafenstern graue Schlieren, Greifvogelsilhouetten, Regentropfen. Leises Reden meiner Eltern, Kinderplantschen. Aufstehen und ins warme Wasserbecken gleiten, denken: Wenn ich jetzt untertauche, fällt mir eine neue, bessere, ultimative, geniale, gute Lösung ein. Vergeblich.

Sieben Tage wie abgeschnitten von der Welt. Von Martin nur ein Foto in der Tasche. Mit meinen Freunden nur Handy-Kontakt. Sonja mailte, sie und David seien Patrick einmal in unserer Straße begegnet und Patrick sei ihrem Freund auf Anhieb unsympathisch gewesen. Melanie schrieb in einer SMS, ihr Bruder Torsten plane eine große Feier mit tollen Überraschungen, zu der auch Sonja und ich eingeladen seien und auf die ich mich freuen solle. Rabea musste ihren Urlaub mit Björn verlegen, weil Anna krank geworden war. Martin vermisste mich. Mit ihm telefonierte ich natürlich am meisten.

»Mach nur«, sagte mein Vater, »ich bezahle das schon. Du sollst dich ja wohl fühlen und die Ferien mit uns nicht als Strafe empfinden. Beim nächsten Mal kannst du deinen Freund ja auch mitnehmen. Wenn alles … äh … überstanden ist.«

Warm eingemummelt und tief in einen Strandkorb gekuschelt allein am Meer sitzen, den grauen Himmel anschauen, die Sonnenstrahlen, die durch die Wolkenberge brechen, den Möwen zusehen, das gleichmäßige Anrollen des Meeres auf sich wirken lassen und mit jeder Welle Zwiesprache halten.

Da war Melanies verzagte Stimme: »Die Entscheidung an sich ist wohl vernünftig. Ob ich's auch so machen würde, weiß ich nicht. Ich kann und will dir nicht raten. Aber ich glaube nicht, dass du nachher 'ne Krise kriegst, wenn du's wegmachst. Dafür bist du zu zäh.«

»Vor allem bist du stark«, erklang Martins Bass in einer anderen Welle, »wenn du willst, schaffst du's auch mit Kind. Mit mir oder ohne mich.«

Kreischend näherte sich eine Möwe meinem Sitzplatz. In ihrem Gezeter glaubte ich Sonjas Stimme zu erkennen, die ich vor meiner Abfahrt auch eingeweiht hatte.

»Wegmachen lassen«, hatte Sonja spontan gesagt, und »Wegmachen lassen!« schrie jetzt auch die Möwe und ließ sich einige Meter von mir entfernt im Sand nieder.

»Wir wollen nicht, dass du etwas bereust«, säuselte mir der Wind die Sprüche meiner Eltern in die Ohren.

»Wegmachen lassen!«, schrie die Möwe erneut.

»Aber es ist nun mal da«, tönte eine Böe mit der Stimme des Arztes.

»Wegmachen lassen!«

Mit kräftigen Flügelschlägen kämpfte die Möwe gegen den Wind, ihre weißen Flügel leuchteten im gleißenden Licht, dann schoss sie auf die Wellen hinab.

Ich war müde, mir war flau, mir war kalt und mein Gesicht brannte von der Salzwasserluft. Ich war in der achten Woche schwanger, aber ich hörte das Herz meines Kindes nicht, das Toben der Elemente drum herum war viel zu laut.

Ich musste mir ein für allemal Klarheit darüber verschaffen, was ich wirklich wollte, und deshalb musste ich Patrick sehen.

Patrick
19. Oktober, 17 Uhr

Kurz nachdem ich meine Tasche ausgepackt hatte, nahm ich den Bus. Handy und Fernglas hatte ich dabei.

Ich stieg dort aus, wo ich vor langer Zeit einmal heulend und zitternd im Wartehäuschen auf der Bank gesessen und den Bus ohne mich hatte fahren lassen.

Als ich sein Auto vor dem Haus sah, begann mein Puls zu rasen. Ich setzte das Fernrohr an die Augen. In der Küche stand seine Oma, wahrscheinlich briet sie wieder Schnitzel. Ich ging zu seinem Auto und spuckte demonstrativ auf die Motorhaube. Sollte er doch herauskommen!

Nichts tat sich. Ich ging um das Haus herum. Sein Zimmer war hell erleuchtet und hatte keine Gardinen. Patrick saß an seinem Computer, ich sah sein Gesicht im Profil, er blickte auf den Bildschirm und konnte mich hinter der Hausecke nicht bemerken.

Es begann zu regnen. Ich blieb stehen. Um mich herum wurde es dunkler. Meine Füße wurden kalt. Ich sah Patrick immer noch an. Da gab es nichts, wovor ich mich fürchten musste. Er war nur ein Wurm, der stundenlang stumpfsinnig in eine Maschine blickte.

Gut, er hatte mich geschwängert, aber er ahnte nichts von seinem Kind. Er hatte keine Macht, weder über das Ungeborene noch über mich. Praktisch war es gar nicht sein Kind, sondern meins.

Da stand Patrick auf, öffnete das Fenster, lehnte sich hinaus. Spürte er, dass er beobachtet wurde? Hatte er mich gesehen? Und wenn schon. Diesmal würde er mich nicht kriegen. Weil ich es nicht wollte.

Ich rannte los, nicht zur Haltestelle, an der ich ausgestiegen war, sondern quer durch die Siedlung zu einer anderen Buslinie. Mein Herz schlug wie verrückt. Ich hatte etwas Ungeheuerliches getan! Ich war hingefahren und hatte ihn mir noch einmal angeguckt. Ich hatte meine Angst vor ihm nicht überwunden, das nicht, aber ich hatte einen allerersten Schritt dazu getan.

»Es ist mein Kind, Patrick, nicht deins«, sagte ich und legte die Hand auf meinen Bauch, »deshalb mache ich damit auch, was ich will!«

Morgen

19. Oktober, 18 Uhr

»Wenn du willst, bin ich gleich bei dir. Ich sitze schon im Bus. Du musst nur Ja sagen, dann komme ich.«

»Ja! Natürlich! Ich freu mich auf dich, Linda!«

Ich schaltete das Handy aus und lächelte den türkischen jungen Mann, der mir gegenübersaß, an. Ich meinte ihn nicht. Ich lächelte nur so für mich, für mein Glück und mein Wohlbefinden, aber er bezog es auf sich.

»Wie heißt du?«, fragte er.

Ich musste lachen. Glaubte er echt, ich wollte ihn anmachen? Versuchte er es bei jeder Frau oder strahlte ich so eine Lebensenergie aus? Ich legte die Hand wieder auf meinen Bauch, lachte lauter.

»Du bist nett!«, sagte er. »Wie heißt du?«

»Wir«, sagte ich und stand auf, »wir sind zwei. Und leider müssen wir jetzt gehen. Aber sei nicht traurig, wir sind schon vergeben und nett sind wir auch nicht.«

»Hä?« Er fühlte sich veräppelt, doch mir war danach, die ganze Welt zu veräppeln!

Ich sprang aus dem Bus, hüpfte auf dem Gehsteig zu Martins Haus, flog in seine Arme, flog aus meinen Klamotten, flog auf sein Bett, flog durch den Himmel, flog einmal und noch einmal und noch einmal und kicherte nachher so ausgelassen, als sei ich betrunken von Glück: »Weißt du, was das Gute am Schwangersein ist, Martin? Man kann es tun, so oft man will, und braucht keinerlei Angst zu haben, dass man schwanger wird.«

»Das stimmt«, antwortete Martin, der unter mir lag, mit einem wohligen Seufzen, »ich werde mich von nun an nur noch mit Frauen einlassen, die gerade von einem anderen ein Kind erwarten.«

»Soll das heißen, du verlässt mich, wenn ich nicht mehr schwanger bin?« Ich setzte mich auf, packte ein Kissen und schwang es drohend über seinem Kopf.

»Genau. – Au!« Das Kissen hatte gesessen.

»Das würde ich mir lieber noch mal überlegen!« Ich brachte das Kissen erneut in Schussposition. »Nun?«

»Stimmt, das wäre dumm, das wäre ja dann schon morgen.

Ich müsste dich ja schon morgen verlassen und das will ich dann doch nicht.«

Martin lächelte mich lieb an, er sah süß aus, seine roten Wangen, sein glückseliger Nach-der-Liebe-Gesichtsausdruck, sein Lachen, seine ungleichen Augenfarben, seine dichten Augenbrauen, seine Grübchen in den Wangen, sein voller Mund – alles, alles war gut, seine Körperwärme, seine Hände auf meinem Rücken, und doch ...

Ich drehte mich auf die Seite, rollte mich zusammen, verbarg den Kopf in den Händen.

»Linda?«

»Morgen schon.«

»Hast du Angst?«

Ich gab keine Antwort.

»Hey!« Er deckte mich zu. »Dann hast du's hinter dir. Je länger du wartest, umso schwieriger wird es. Du willst es doch. Linda?«

»Ja, ich will es.«

»Na dann.« Er legte den Arm um mich.

»Kann ich heute Nacht bei dir schlafen?«

»Wenn deine Eltern es erlauben.«

»Das müssen sie. Ich lasse ihnen keine Wahl, sage ihnen einfach, dass ich hier bleiben will. Sie können mich morgen früh abholen und zur Praxis fahren. Frühstücken darf ich eh nicht.«

Martin lachte, drückte sich an mich. »So kenne ich dich, so mag ich dich. Weißt du, dass du das tollste Mädchen bist, dass ich je getroffen habe?«

»Nein«, antwortete ich leise, war mir aber sicher, dass er es nicht mehr hörte, seine Atemzüge wurden gleichmäßiger, sein linker Arm zuckte noch einmal, dann war er eingeschlafen.

Ich blieb wach.

»Wir«, hatte ich zu dem Türken im Bus gesagt. Keine Ahnung, welcher Teufel mich da geritten hatte! Wahrscheinlich das kleine Etwas in meinem Bauch. Ich horchte. Es gab kein Lebenszeichen von sich. Vielleicht war es schon tot. Gestorben, weil es wusste, dass es morgen sowieso sterben musste. Schlau, das Kleine. Wie es wohl aussah? Hellrote Haut, die Augen schwarze Punkte, wie auf der Abbildung im Bio-Buch? Hatte es jetzt schon einen Finger, den es sich in den Mund stecken konnte? Nein, hatte es nicht! Es würde auch keine Finger brauchen! Keine Finger, um wie sein Vater stundenlang auf PC-Tastaturen einzuhämmern! Keine Finger, um wie seine Mutter Bilder zu malen, keine Finger, um Schokoladenkekse zu naschen, keine Finger, um den Geliebten zu liebkosen, keine Finger, um im dämmrigen Licht seines Schlafzimmers Schattenspiele an die Wand zu zaubern.

Es brauchte gar nichts.

War es wohl ein Mädchen oder ein Junge? War es wohl wach? Las es etwa meine Gedanken? Hatte es Angst?

Quatsch! Ich stand auf und rief meine Eltern an.

»Es bleibt sonst alles beim Alten«, sagte ich, »morgen um Viertel vor sieben stehe ich fertig und abfahrbereit vor Martins Haus.«

Halbe Treppe

20. Oktober

Die gynäkologische Praxis lag im dritten Stock des Ärztehauses. Meine Mutter nahm den Aufzug. Ich behauptete, in Aufzügen neuerdings Klaustrophobie zu bekommen, und zog die Treppe vor.

Ich ließ mir Zeit. Im ersten Stock blieb ich eine Weile am Flurfenster stehen, sah auf die Straße hinunter und beobachtete eine Gruppe von Kindern auf dem Weg zur Grundschule. Sie kauften am Kiosk ein, drängelten an der Ampel, neckten und schubsten sich, balgten und rauften und hielten sich gegenseitig an den Tornistern fest. Einer von ihnen hatte große Ähnlichkeit mit Tim und Till, ein Mädchen besaß eine Mütze, wie Sonja damals auch eine gehabt hatte. War das lange her!

Ich riss mich los, zwang mich die Stufen hinauf in den zweiten Stock und stellte mich dort erneut ans Fenster. Die Kinder waren verschwunden. Auf der Kreuzung stand ein grünes Auto quer und behinderte den Verkehr. Ein Hupkonzert tönte herauf. Vielleicht ist das Patrick, dachte ich idiotischerweise, Patrick hat von meinem Vorhaben erfahren und ist nun in halsbrecherischer Fahrt hergerast, um mich zurückzuhalten. Doch als der Fahrer des grünen Autos ausstieg, sah ich, dass es ein alter, hilfloser Mann war, kein junger, liebestoller Anti-Held. Ich drehte mich um, lehnte mich mit dem Rücken gegen das Flurfenster.

Aus der Zahnarztpraxis, die auf dieser Ebene untergebracht war, kam eine junge Sprechstundenhilfe, grüßte mich freundlich und sprang die Treppen hinunter. Ich blieb stehen, schloss die Augen. Wie Schnappschüsse kamen mir Bilder von Patrick in den Sinn: Patrick konzentriert vor seinem Computer, seinen Superstaubsauger entwickelnd, Patrick, der beinahe in die Emscher fällt, als er die Fotos von mir zerreißt, Patrick, der »Verlass mich nicht!« rufend vor mir auf die Knie fällt.

»Zahnschmerzen? Willst du zu uns?« Die Sprechstundenhilfe war wieder heraufgekommen.

»Nein, nein«, sagte ich hastig.

Sie grinste, schien wohl zu glauben, ich traute mich nicht zum Zahnarzt herein. Wie viel einfacher wäre es jetzt, sich einen Zahn ziehen zu lassen!

»Ich muss nach oben.« Ich zeigte die Treppe hinauf, machte aber keine Anstalten, hochzusteigen.

»Ah.«

Sie wusste Bescheid. In der dritten Etage gab es nur den Gynäkologen und der war spezialisiert auf ambulante Operationen dieser Art – nur deswegen konnte ich also hier sein. Und sonst würde ich wohl kaum grübelnd auf halber Treppe stehen bleiben.

Die Zahnarzthelferin musterte mich einen Moment. Sie war höchstens ein oder zwei Jahre älter als ich, vielleicht war sie noch in der Ausbildung.

»Wenn du dir nicht sicher bist, dann lass es lieber.«

»Ich habe eigentlich keine Zweifel.«

»Und warum stehst du dann hier?«

Ich zuckte die Achseln. Ein Mann stieg aus dem Aufzug,

grüßte knapp, öffnete die Tür zur Zahnarztpraxis, verschwand darin. Von drinnen rief eine Stimme: »Carolin? Was ist?«

»Ich komme sofort.« Carolin legte die Hand auf die Klinke. »Einen Augenblick, Frau Wagner. Hier ist eine Frau, der schlecht geworden ist. Ich bleibe noch einen Moment bei ihr!«

Sie schloss die Tür, lächelte.

Ich wurde rot. »Du kriegst meinetwegen noch Ärger«, sagte ich.

»Egal.«

Ich zögerte einen Moment. »Ich habe den Termin schon gemacht. Acht Uhr. Meine Mutter ist oben und wartet auf mich. Sie denkt vielleicht auch, mir sei schlecht geworden. Es ist alles schon beschlossen. Ich komme zu spät.«

»Einen Termin kann man verlegen. Zumindest, wenn du von der Frist her noch Zeit hast.«

»Eigentlich schon. Aber das ist doch blöd.«

Carolin sah mich fragend an. »Was ist denn daran blöd? Blöd wär's, gegen sein Gefühl eine Sache durchzuziehen, nur weil man sie einmal so beschlossen hat.«

Die Tür zur Praxis ging wieder auf. »Guten Tag!«, sagte eine andere, ältere Sprechstundenhilfe und sah mich fragend an.

»Es geht mir schon wieder besser, danke«, sagte ich schnell, und: »Auf Wiedersehen!«

Ich lief los, nahm immer zwei Stufen auf einmal. Unten war ich total außer Atem, mir war flau, mir war zum Heulen, mir war zum Schreien, mir war unerklärlich zumute, und ich fand auch keine Worte, als meine Mutter schließlich aus dem Ärztehaus trat und fragte: »Was ist los? Wir warten da oben auf dich.«

»Können wir den Termin verlegen?«, bat ich.

»Verlegen?«

»Frag doch nicht so blöd, Mama!«, schrie ich sie an.

Sie wurde rot, drehte sich zornig auf dem Absatz um und betrat wieder das Haus. Ich lehnte mich gegen die Hauswand und heulte wie ein Schlosshund. Ein Rentner mit einem Dackel blieb stehen und fragte, ob er mir helfen könne. Ich schüttelte den Kopf, ließ mich mit dem Rücken an der Wand entlang bis auf den Boden rutschen, saß auf der Straße und heulte immer noch, als meine Mutter wieder herauskam, mich sanft am Arm hochzog und sagte: »Darauf brauch ich jetzt 'nen Schnaps.«

»Hast du den Termin ver… ver…?«

»Verschoben, ja. Auf den 3. November. Wenn du dann wieder nicht willst, sollst du aber bitte rechtzeitig absagen. Für dich ist es sowieso die letzte Möglichkeit. Na, komm, das feiern wir jetzt!«

Mir liefen immer noch Tränen über die Wangen. »Was? Nein! Da gibt's nichts zu feiern! Das ist alles Scheiße! Ich bin einfach zu feige!«

»Das glaube ich nicht«, sagte meine Mutter, selbst ein bisschen den Tränen nahe. »So blöd, wie du denkst, bin ich nun auch wieder nicht. Ich sehe doch, dass du dich mit dieser Geschichte quälst.«

Warnung

20. Oktober, 20 Uhr

Als es klingelte, waren wir alle in waschechter Galgenhumor-Stimmung. Mein Vater hatte »auf den Schock« eine weitere Flasche Sekt geöffnet, meine Mutter mich gerade nach einem gemeinschaftlichen Weinkrampf in den Arm genommen, Rabea mit Anna ein turbulentes Tänzchen aufgeführt und Martin mit der Bemerkung »Schwangere und Unentschlossene dürfen sich nicht anstrengen!« mit der Rahmung meiner Bilder für die Ausstellung begonnen. Ich rechnete damit, dass auch Sonja und Melanie zu uns stoßen würden, und staunte nicht schlecht, als plötzlich Till vor der Tür stand.

»Was machst du denn hier?«, fragte ich erschrocken. An die beiden Jungs hatte ich in letzter Zeit gar nicht mehr gedacht. Till tauchte auch sonst nie allein auf.

»Kann ich dich einen Moment sprechen?«, fragte er schüchtern. »Es dauert nicht lange.«

»Natürlich. Komm rein!«

Ich ließ ihn in die Wohnung. Er blickte irritiert auf die leeren Sektflaschen und Pizzakartons im Flur, die aneinander gelehnten Bilderrahmen und die kleine Anna, die daumenlutschend um die Ecke schielte, lauschte einen Moment neugierig dem Lachen und Reden aus der Küche und sagte dann schnell und so, als wollte er sich durch nichts beirren lassen: »Ich bin hier, weil ich dich warnen will. Es geht um die Party, die Torsten am Wochenende macht. Da soll als Gag zu später Stunde eine Gruselrallye stattfinden, die Gäste werden in Gruppen wie auf einer Schnitzeljagd durch den Wald geführt und mit Gummiskeletten und ferngesteuerten kleinen Monsterautos erschreckt. Kinderkram eigentlich, aber wenn man ein bisschen beschwipst und in Stimmung ist, kommt das bestimmt ganz gut. Nur … also, Patrick hat sich da irgendwas richtig Fieses ausgedacht, was, weiß ich nicht genau, aber er will es unbedingt vorher so arrangieren, dass du mit Tim und mir in einer Gruppe bist. Du sollst natürlich nicht wissen, dass er an der Vorbereitung der Rallye beteiligt ist, dass er überhaupt zur Party eingeladen ist, das soll eine Überraschung sein. Also, jedenfalls sollen wir, Tim und ich, dich dann im Wald allein lassen, so dass er dich erschrecken kann. Wie, weiß ich nicht. Er sagt, das soll nur ein besonders toller Spaß sein, aber bei ihm weiß man ja nie, was er so vorhat und … also … ich … ich würde dir raten, da nicht hinzugehen.« Till holte tief Luft.

»Das war's eigentlich schon, was ich dir sagen wollte. Sag Patrick nicht, dass ich ihn verpfiffen habe, das verzeiht er mir sonst nie.«

Ich nickte langsam. »In Ordnung«, flüsterte ich, »ich werde ganz sicher nicht hingehen. Danke.«

Hinter mir waren die fröhlichen Stimmen verstummt, meine Familie und meine Freunde standen im Flur.

»Was hat Patrick vor?«, fragte Martin.

»Hat er einen bestimmten Anlass? Hat er was erfahren?«, wollte meine Mutter wissen.

Till zuckte die Achseln.

Dann standen wir da. Still. Rabea hielt ihr Sektglas noch in der Hand, mein Vater trug noch die Leisten für die Rahmen. Aber die Stimmung war umgekippt. Patrick war zurück, und soviel wir uns auch vormachten, das Kind in meinem Bauch war von ihm.

Die letzte Nacht IV

3. November

In unserer Straße begegne ich der Zeitungsausträgerin.

»Guten Morgen«, sagt sie erstaunt, nicht gewohnt, zu dieser Stunde jemanden auf der Straße zu treffen. Ich steige die Stufen zu unserem Haus hinauf, ziehe mit klammen Fingern unsere Tageszeitung aus dem Briefkasten und stecke umständlich den Schlüssel ins Schloss. Es ist kalt geworden, besonders in den Morgenstunden merkt man, dass wir schon richtig Winter haben.

Im Flur riecht es nach Grünkohl mit Mettwurst. Wenn ich mir das triefende Fett der Wurst nur vorstelle, kippe ich um vor Ekel.

»Wo zum Teufel warst du?« Meine Mutter steht im Nachthemd in der Tür. Sie flüstert, zieht mich hinein. »Du musst schlafen! Du hast nur noch zweieinhalb Stunden! Um sieben klingelt dein Wecker, dann musst du aufstehen und fit sein!«

Ihr Hals ist voller roter Flecken. Das ist die Hektik, die Sorge. Wahrscheinlich hat sie, nachdem sie gemerkt hat, dass ich weggegangen war, kein Auge mehr zugetan.

»Ich muss noch nachdenken. Ich bin noch nicht am Ende.«

»Es reicht jetzt! Ab ins Bett und schlafen, aber schnell! Und weck Papa nicht!«

Sie zieht mir die Zeitung aus der Hand. Bevor sie mich energisch in mein Zimmer schiebt, erhasche ich einen Blick auf den Aufmacher der Titelseite. Der Star-Artist, der während der voll besetzten Show in Amerika von einem seiner Tiger angefallen wurde, schwebt noch immer in Lebensgefahr. Er habe, schreibt ein Experte, die Gefährlichkeit der Raubkatzen unterschätzt, sich einfach zu sehr in Sicherheit gewähnt.

Ich streife meine Klamotten ab und falle ins Bett. Wach wollte ich bleiben, aber ich kann nicht mehr. Die Augen fallen mir zu. Nur fünf Minuten schlafen, denke ich, nur fünf Minuten ausruhen und dabei noch einmal an etwas richtig Schönes denken. Ich kuschele mich unter meiner Decke zusammen, schnappe mir Plumpsi, schließe die Augen und lasse die Bilder meiner Ausstellung noch einmal vor meinem inneren Auge aufleuchten:

Zwölf großformatige Dschungelbilder, in denen sich unzählige farbenprächtige Vögel zwischen den grünen Zweigen versteckt haben, aus dem Bild herausgucken oder nach leuchtenden Beeren picken. Und irgendwo sieht man zwischen all den Phantasievögeln auch ein seltenes Exemplar der menschlichen Art, mit zweifarbigen Augen. So was soll's ja geben.

Ebenso wie blauäugige Tiger. Auf einem anderen Bild lugt plötzlich der Räuber aus dem Dickicht heraus. Noch haben die Gazellen ihn nicht bemerkt. Rot steht die Sonne am Himmel, als würde sie brennen. Die Dunkelheit naht. Versteckte Schlangen zischen unter verführerisch vorgebeugten Blütenzweigen.

Rosarote Blütenblätter liegen vor den Tigerpfoten wie Blutstropfen, als er sich anschleicht.

Alle meine Bilder hatten mir beim Jubiläumsfest gefallen, gerahmt sahen sie genial aus und in Verbindung mit den lebenden Tigern hinter den Glasscheiben und Gittern des Raubtierhauses war ihre Wirkung einfach enorm.

Bevor ich wegdämmere, genieße ich noch einmal das Glück, das ich während des Festes empfunden hatte: Ich hatte Bilder, ich hatte Freunde, ich hatte immer noch drei Tage Zeit und damit noch alle Möglichkeiten, mich für das eine oder andere zu entscheiden, und ich hatte die Kraft, diese Entscheidung, wie auch immer sie aussehen würde, durchzuziehen.

Wie … schön … das … war!

Der Wecker klingelt. Ich habe doch gerade erst die Augen zugemacht! Draußen ist es auch noch ganz finster und wahrscheinlich bitterkalt.

Die Zeit ist um. In eineinhalb Stunden soll der Abbruch stattfinden. Ich muss mich jetzt anziehen, duschen, nüchtern bleiben, losfahren, die Treppe in den dritten Stock hinaufsteigen und es endlich durchziehen. Ich bin über alles informiert, alles geht schonend, sicher, gründlich. Desinfizieren, Öffnen des Gebärmuttermundes, Absaugen der Frucht mit einem zehn Millimeter dicken Röhrchen. Ein kleiner Krampf, eine kleine Blutung, basta. Klinische Routine. Ein Klacks. Heute Mittag ist der Alptraum vorbei. Worauf warte ich noch?!

»Linda?« Meine Mutter kommt herein, Licht blendet meine Augen. Sie setzt sich aufs Bett. »Ein paar Minuten hast du noch. Wollen wir noch mal reden, hm, Süße?«

»Nein, Mama, lass mich allein, ich bin noch nicht fertig.«

»Noch immer nicht?«

Nie, vielleicht werde ich nie fertig. Tränen steigen mir in die Augen. Das darf und kann doch nicht sein! So viel habe ich schon geschafft.

Ich habe sogar Patrick überlebt! Wenn das nichts ist, was dann?

»Lass mich, Mama, ich brauche noch ein paar Minuten, dann weiß ich's.« Ich drehe mich von ihr weg.

»Ach, Kind.« Meine Mutter steht auf, verzweifelt. Dunkelheit herrscht wieder im Zimmer. Aus dem Flur sind die gedämpfte Stimme und die Schritte meines Vaters zu hören. Als er ihr zornig sagt, wir dürften nicht trödeln, klingt es wie ein Knurren. Nicht wie das Knurren eines Tigers, aber fast.

Ich ziehe mir die Decke über den Kopf.

Nach dem Glück kam Patrick. Er kam, nachdem vorgestern am Tag des Jubiläumsfestes alle Fotos gemacht und alle Gäste herumgeführt worden waren. Er kam, als ich nach dem ganzen Trubel schließlich allein vor dem Raubtierhaus stand, ein Stück trockenen Kuchen verdrückte, mir die letzten, abendlichen Novembersonnenstrahlen ins Gesicht scheinen ließ und meinen Erfolg genoss. Da stand er plötzlich vor mir, mit vor der Brust verschränkten Armen, zurückgelehntem Oberkörper, kaltem Blick. Und er wusste alles.

Entscheidung

1. November

Melanie hatte mich verraten. Nicht aus böser Absicht, Patrick hatte sie ausgehorcht, als sie allein auf Torstens Party in einer Ecke gestanden und sich gelangweilt an ihrer Cola festgehalten hatte. Er hatte sich ihr mit einem charmanten Lächeln genähert, einen Arm um ihre Schulter gelegt und erkannt, dass sie sich einsam und von mir und Sonja – denn die war natürlich auch nicht zur Party gekommen – ungerechterweise allein gelassen fühlte. Wahrscheinlich hatte Melanie ihm unsere Geheimnisse bereitwillig und naiv ausgeplaudert.

Jetzt stand er vor mir.

Meine Eltern, Martin, Rabea – niemand von ihnen war greifbar, denn genau in dieser Minute begann im Haupthaus ein festlicher Sektempfang mit Reden, Sketchen, Gewinnspielen, Musikerauftritten, Filmvorführungen und zirkusähnlichen Dressuren von Kleintieren. Alle Gäste des Jubiläumsfestes hatte es dort hingezogen. Ebenso die meisten Angestellten: Martin musste dort im Laufe des Abends auftreten, Rabea die Kinder unterhalten, mein Vater moderieren, meine Mutter in der ersten Reihe sitzen und die Daumen drücken.

Ich war allein auf weiter Flur.

»Wie kannst du nur?«, fragte Patrick. »Wie kannst du nur ein derart herzloser, egoistischer, abgebrühter, grausamer Mensch sein?« Er spuckte vor mir aus. »Ich weiß nicht, warum ich dich mal geliebt habe, Linda!«

Wie früher bekam ich kein Wort heraus, stand da wie gelähmt. Der Kuchen zerbröselte mir zwischen den Fingern, rieselte auf den Boden. Die Wand in meinem Rücken war eiskalt. Patrick kam näher. Seine Stimmung schlug um. Er legte Milde in seinen Gesichtsausdruck, streckte seine Hand nach mir aus. Eine Pranke. Er berührte mein Gesicht. Ich war starr. Er roch süßlich. Ich bekam eine Gänsehaut. Er streichelte mich. Mein Zittern wurde stärker. »Mäuschen«, sagte er zärtlich. Gleich, gleich würde er mir wieder seine schrecklichen Schweinereien ins Ohr flüstern.

Ich schrie aus Leibeskräften und flüchtete ins Raubtierhaus. Die Glastür war breit und schwer. Schon stemmte sich Patrick von der anderen Seite dagegen. Ich drückte mit voller Kraft von innen und schrie. Die Tiere in den Käfigen waren solchen Aufruhr nicht gewohnt. Sofort breitete sich Unruhe aus. Die Tiger standen auf, liefen vor den Gittern auf und ab.

»Du willst mein Kind abtreiben! Aber das lasse ich nicht zu!«

»Lass mich in Ruhe! Verschwinde aus meinem Leben!«

Ich überlegte, ob ich versuchen sollte, an der anderen Seite des Raubtierhauses herauszulaufen und wegzurennen. Doch der Weg von hier zum Hauptgebäude war weit und Patrick ein ausdauernder Läufer.

Da sah ich Martin, er tauchte etwa zwanzig Meter hinter Patrick auf dem Hauptweg auf. Wahrscheinlich war sein Auftritt in die zweite Programmhälfte verlegt worden, und er war gekommen, um mir noch ein bisschen Gesellschaft zu leisten.

Martin gestikulierte wild. Ich begriff sofort, was seine Zeichensprache und das Hochhalten seines Schlüsselbundes bedeuten sollten. Er sprach schon seit ein paar Tagen davon, Patrick eine Lektion erteilen zu wollen.

Patrick bemerkte ihn nicht, er brüllte und stemmte sich mit unbändiger Macht gegen die Tür. Ich sah gerade noch, wie Martin in dem Kontrollraum des Raubtierhauses verschwand, dann brach mein Widerstand.

Im nächsten Moment schleifte Patrick mich auf eine der Bänke und beugte sich über mich. »Du willst unser Kind umbringen!«

»Nein, das ist nicht wahr! Ich hab's noch nicht entschieden!«

»Du hast doch schon für Montag einen Termin gemacht!«

Er packte meine Arme, schüttelte mich. Morgen würde ich voller blauer Flecken sein.

»Wie kannst du das nur tun wollen? Das ist abscheulich!«

Mein Hinterkopf schlug gegen einen Bilderrahmen. Ich sah Sterne, aber das durfte ich nicht, ich musste bei klarem Verstand bleiben, an Martins Vorhaben denken.

»Patrick, hör auf!« Ich hob schützend die Arme vors Gesicht.

Noch immer schlug er wie ein kleiner Junge mit beiden flachen Händen auf mich ein, schüttelte mich, riss mich an den Haaren und wiederholte: »Du willst unser Kind umbringen!«

Patricks wehleidiges Zornesgeheul hallte durch das ganze Raubtierhaus. Die Nervosität der Tiere stieg, rings um uns herum war das Fauchen und Knurren zu hören.

»Bitte, hör mir doch mal zu!«

Patrick ließ von mir ab. Endlich. Er rutschte neben mich auf die Bank, atmete schwer, legte seine Hand auf meine und hielt sie fest. Ich konnte nicht weglaufen. Ich wusste, wie stark sein Griff sein konnte. Mehr als einmal hatte ich schon versucht, ihm zu entkommen. Auch wenn die Hand jetzt ganz locker dalag, ein Zucken meinerseits und sie würde sich in eine Stahlklaue verwandeln. Ich musste jetzt taktisch handeln.

»Ich habe noch gar nichts entschieden«, sagte ich so ruhig und freundlich wie möglich. »Noch ist unser Kind da, es lebt und wächst, und je mehr du mich anbrüllst und schikanierst, desto mehr schadest du ihm. Ich bin sicher, es kriegt alles schon mit, was hier passiert.«

»Dann kriegt es ja auch mit, was du Montag mit ihm vorhast!«, konterte Patrick kalt, und ich musste einsehen, dass er meine beruhigenden Worte durchschaut hatte. Er mochte ein bisschen gestört sein, dumm war er nicht.

»Weißt du, Linda, was mich am meisten geschockt hat? Dass du es klammheimlich verschwinden lassen wolltest, ohne mir auch nur ein Sterbenswörtchen davon zu erzählen. Ohne mir nur die geringste Chance zu geben, meine Meinung zu äußern, Vorschläge zu machen, Hilfe anzubieten.« Er nickte vor sich hin. »Das ist grausam. Wirklich grausam.«

Mir wurde schlecht vor Angst. Wenn Patrick in einer solch rachsüchtigen Stimmung war, war er zu allem fähig. Das Schlimmste aber war, dass er mit seinem Vorwurf gar nicht so falsch lag, das Kind war ja schließlich auch seines, hatte er nicht ein Recht darauf, von seiner Vaterschaft zu erfahren?

Ich konnte nicht darüber nachdenken, das konnte ich nie, wenn Patrick bei mir war. Immer war er mir rhetorisch überlegen, immer fühlte ich mich ihm verpflichtet, weil er mich liebte, weil er in seiner Liebe bemitleidenswert war, weil er als Liebender Ansprüche stellte. Ich durfte mich jetzt nicht darauf einlassen!

In meinem Kopf war nur ein Gedanke: Martins Plan war, dass ich mich auf dem Klo einschloss, während Patrick allein im Besucherraum blieb. Los! Ich sprang ganz plötzlich auf. Patricks Hand packte meine, aber es gelang mir dennoch, mich loszureißen. Ich hastete los. Sechs Meter bis zur Toilettentür. Patrick hinter mir her. Brüllend. Weiter Linda, der Türgriff!

Ich zog die Tür auf. Noch ein Schritt und …

In diesem Moment sprang im Käfig links neben mir ein Tiger gegen die Panzerglasscheibe. Seine Pranken fuhren direkt vor meinem Gesicht entlang, sein aufgerissenes Maul schien mich zu verschlingen. Ich stieß einen Entsetzensschrei aus, als Patricks Arme mich im selben Moment zu Boden warfen. Dann schlug ich auf den Fliesen auf und alles war plötzlich schwarz.

»Linda, hörst du mich? Wach auf!« Patrick lag halb auf mir, seine Fingernägel gruben sich in meine Arme, sein Atem ging schnell, er zitterte. »Es muss einen Stromausfall gegeben haben, ich habe alles ausprobiert, die Tür geht nicht auf, das Licht ist aus, wir sind eingeschlossen.«

Ich rührte mich nicht. Im Besucherbereich des Raubtierhauses war es fast völlig finster. Durch die getönten Scheiben der beiden Türen fiel nur noch wenig Abendlicht. Jetzt im November wurde es immer schon früh dunkel. Jetzt kam bestimmt kein Besucher mehr, um meine Ausstellung zu sehen. Und Martin, der Mann mit den tausend Schlüsseln und der Macht über die Schalthebel, wusste nicht, dass er nicht nur Patrick, sondern auch mich im Besucherbereich eingesperrt hatte.

»Linda, die Tiere …« Patrick rückte noch näher, flüsterte: »Was die für Geräusche machen!«

Ich lag weiterhin starr, horchte aber auf das Tapsen, Auf-und-ab-Laufen, Zähnefletschen, Knurren – in der Dunkelheit klang es noch lauter. Es klang näher.

»Die können doch nicht hier rein, oder?« Patrick richtete sich auf, um die Lage abzuschätzen, kam dann wieder zu mir herunter, den Mund dicht an meiner Wange. »Was meinst du? Sag was, bitte, du kennst dich doch hier aus!«

Ein Gitter quietschte. Im gleichen Moment stieß einer der Tiger ein Grollen aus, das mir durch Mark und Bein ging. Was trieb Martin da? Er würde doch keine Dummheiten machen? Er würde doch nicht versehentlich das falsche Gitter …?

»Linda?« Patricks Stimme war ein Flehen. Er rüttelte wieder an mir. Ich schlug die Augen auf, sah ihn direkt an. Er war nur wenige Zentimeter von mir entfernt. In seinen Augen sah ich die Angst, die er auch an jenem Abend gehabt hatte, als er beinahe in die Emscher gefallen wäre. Jetzt war sie um ein Vielfaches größer. Wieder quietschte ein Gitter. Man hörte die tapsenden Schritte der Tiger auf den Fliesen.

»Mein Vater sagt immer«, flüsterte ich, »theoretisch kann so ein Tiger gar nicht ausbrechen, und falls der Fall der Fälle doch einmal eintritt und die Sicherheitssysteme wegen Stromausfalls versagen, dann …«

»Dann?«, fragte Patrick panisch.

»… kannst du nur noch beten.«

Patrick starrte mich an. Er war ein Fremder, er hatte keinen Anspruch mehr auf mich. Plötzlich hatte ich keinerlei Angst mehr. Selbst wenn uns der Tiger gleich zerfleischen würde, ich lag hier und war ich selbst, ich war eine Frau, die sich nie wieder etwas von ihm sagen, sich nie wieder von ihm einschüchtern, sich nie wieder von ihm beherrschen lassen würde. Ich fürchtete mich nicht vor ihm und auch nicht vor den Raubkatzen um uns herum.

»Du wolltest doch so gern eine Gruselrallye erleben. Bitte, jetzt hast du sie.«

»Linda, du kapierst wohl gar nicht, in welcher Lage wir gerade sind! Was ist, wenn die Gitter hochgehen!« Er deutete in Richtung der Käfige, klammerte sich aber sofort wieder an mich, als könnte ihn meine Anwesenheit schützen.

»In dieser Lage war ich die ganze Zeit mit dir.«

»Das ist nicht wahr!« Heiße Tränen fielen auf mein Gesicht.

»Doch, Patrick. Du hast mir keine Luft zum Atmen gelassen, du hast mich so … verschreckt. Ich konnte gar nicht anders, als dieses Kind von dir abzulehnen.«

»Aber es ist doch auch deins! Liebst du es denn gar nicht?«

Ich schwieg.

»Und mich? Hast du mich denn gar nicht geliebt?«

»Ich weiß es nicht. Gemocht habe ich dich, am Anfang sogar sehr, und ein bisschen mag ich dich immer noch. Aber je mehr du mich bedrängst, desto weniger wird es.«

In diesem Moment spürten wir beide den Luftzug. Der war vorher nicht da gewesen. Der konnte nur aus einem der Käfige kommen. Oh Gott! Jetzt packte mich doch die Angst. Patricks Finger bohrten sich noch tiefer in meine Arme. Mit dem Luftzug wehte ein starker Geruch nach fauligem, rohem Fleisch herüber.

Die Finsternis war mittlerweile vollkommen. Die Geräusche hundertfach verstärkt. Der Geruch zum Erbrechen widerlich.

Martin, mach keinen Quatsch! Übertreib's nicht, bitte!

»Ich schwöre dir, wenn wir hier heil rauskommen, bedränge ich dich nie wieder, Linda. Ich lasse dich in Ruhe, du kannst mir glauben, ich schwör's bei allem, was mir heilig ist! Ich schwör's, ich …«

Der Rest ging in Geschrei unter.

Ich kniff die Augen zu, dachte an die Worte meines Vaters: »Wenn doch mal ein Tiger ausbricht …«, dachte an mein Kind. Kein Tiger sollte es aus meinem Bauch herausreißen.

Eine Taschenlampe leuchtete auf.

Vor uns stand Martin. In der einen Hand hielt er eine Rinderkeule, die wohl einer der Tiger zum Abendessen bekommen sollte, in der anderen einen Rechen. Dessen Zinken umfassten Patricks Unterschenkel. Patrick musste in seiner Panik gedacht haben, es handele sich um eine Tigerkralle.

»So! Ende der Vorstellung«, rief Martin barsch. »Weg von meiner Freundin! Was soll das hier werden?«

Patrick richtete sich hastig auf. Er war immer noch totenbleich.

»Das gibt Ärger!«, stammelte er.

»Was?«, schnappte Martin.

»Was?«, wiederholte ich und streckte die Hand aus, um mir aufhelfen zu lassen. Martin ergriff sie, Patrick auch. Beide zogen mich hoch, ließen mich dann los und tauschten giftige Blicke.

»Was gibt Ärger?«, fragte ich Patrick noch einmal und wusste, dass man in diesem Moment meine ganze Ruhe, Kraft und Selbstsicherheit in meiner Stimme mitschwingen hörte.

»Nichts«, sagte Patrick leise, seine Hand berührte meine kurz zum Abschied. »Ich halte mich an mein Versprechen. Mach, was du willst. Mach's gut.« Er drehte sich um und ging.

»Auf Nimmerwiedersehen!«, rief Martin ihm hinterher. Patrick reagierte nicht. Er stieß die Tür, die Martin wieder entriegelt haben musste, auf und verschwand.

Martin grinste mich an. »Na, war ich gut?«, fragte er und seine zweifarbigen Augen leuchteten.

»Zu gut, du Schlitzohr!«, sagte ich streng. »Ich hab selbst total Schiss gehabt!«

Martin lachte auf. »Das tut mir aber Leid!«

»Und das soll ich dir glauben?«

»Na klar!« Er küsste mich, hielt dann aber erschrocken inne und sah auf seine Uhr. »Verflixt! Mein Auftritt ist in zehn Minuten! Ich muss mich beeilen! Sehen wir uns nachher, Linda? Ich warte auf dich! Tschüs!«

»Tschüs«, sagte ich lächelnd und dachte an unser erstes Treffen bei den Anakondas. Schon damals hätte ich ihn am liebsten gar nicht gehen lassen.

Einige Minuten stand ich noch allein im Raubtierhaus. Um mich herum beruhigten sich die Tiere in ihren Käfigen. Sie sahen jetzt wieder ganz harmlos aus, herrliche Katzen, wie entsprungen aus meinen wunderschönen Bildern.

Ich legte die Hand auf meinen Bauch und horchte in mich hinein. Wenn ich jetzt ganz still war, würde ich vielleicht etwas hören.

Tageserwachen

3. November

»Linda! Aufstehen!«, ruft mein Vater. »Es ist schon Viertel nach sieben! Wenn du noch duschen willst, dann los!«

Ich schlage die Decke zurück, torkele ins Bad. Lauwarmes Wasser. Kein Gebirgsbach diesmal, aber doch eine Erfrischung, Reinigung. Ich wickele mich in mein Lieblingsbadehandtuch, tapse barfuß zurück in mein Zimmer, öffne die Balkontür. Kalte Luft strömt herein, Krähen krächzen in den Bäumen. Hinter den Bäumen geht die Sonne auf, direkt über dem Zoo.

Wie schön das Leben sein kann!

Meine Mutter tritt hinter mich. »Bist du immer noch nicht fertig? Du musst dich beeilen!«

»Ich bin fertig.«

»Und? Hast du dich jetzt endlich entschieden?«

»Ja.«

»Und? Fahren wir zum Arzt oder soll ich Frühstück machen?«

Ich lächle. »Was denkst du?«

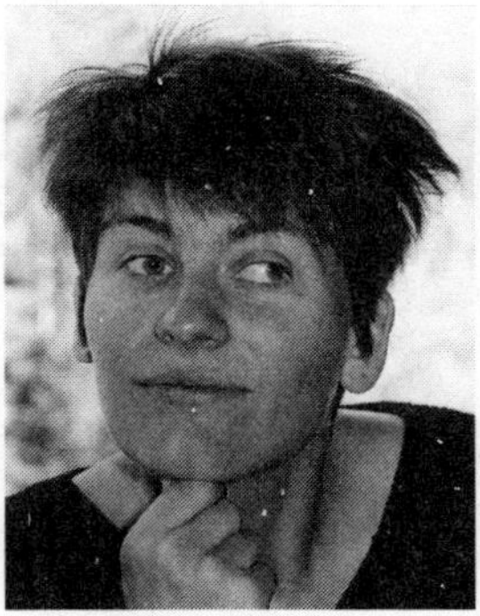

© Beltz & Gelberg

Kristina Dunker

Kristina Dunker, geboren 1973, veröffentlichte bereits vor dem Abitur ihren ersten Roman. Sie studierte Kunstgeschichte und Archäologie, hat mittlerweile mehrere Romane für Kinder und Jugendliche veröffentlicht und lebt als freie Schriftstellerin in Castrop-Rauxel. Bei Beltz & Gelberg erschienen von ihr bisher die Jugendromane *Liebe gibt's nicht*, *Anna Eisblume* und *Schmerzverliebt*.
Mehr über die Autorin und ihre Bücher unter www.kristina-dunker.de

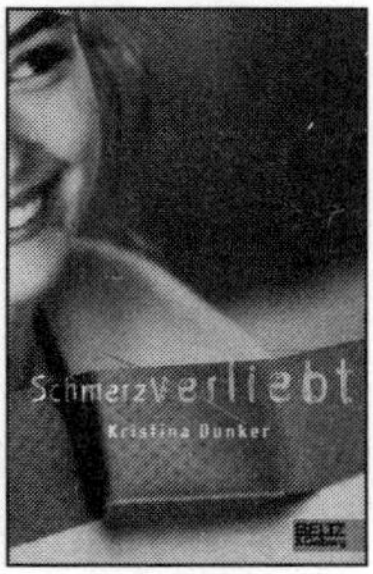

Kristina Dunker
Schmerzverliebt
Roman
Gulliver (78676), 216 Seiten *ab 12*

Die erste große Liebe und ein glückliches Zuhause – Pias Leben scheint perfekt. Doch sie hat ein quälendes Geheimnis: Wenn sie unglücklich ist, verletzt sie sich mit einer Rasierklinge oder einem Reißnagel selbst, um den seelischen Schmerz über den Körper loszuwerden. In ihrem alten Teddy hat sie Salben und Pflaster versteckt, um die Wunden zu kaschieren. Pia ist verzweifelt, allein findet sie keinen Ausweg aus dieser Sucht. Doch da ist Sebastian …
Ein Roman über die Liebe und den schmerzhaften Weg zu sich selbst.

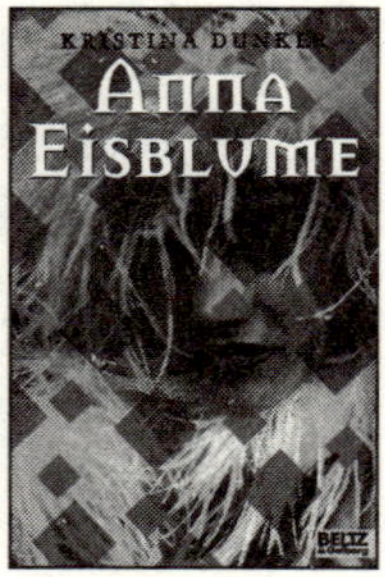

Kristina Dunker
Anna Eisblume
Roman
Gulliver (78869), 112 Seiten *ab 14*

Anna Eisblume ist cool. Deshalb bewundern sie ihre Mitschüler – und meiden sie gleichzeitig. »Anna ist eine arrogante Lügnerin«, sagt Valerie, die als Herausgeberin der Schülerzeitung eine wichtige Position einnimmt. Valerie hat nämlich zufällig erfahren, dass Annas Vater nicht in den USA arbeitet, sondern an Alzheimer erkrankt ist. Anna rächt sich grausam und manövriert sich so noch weiter ins Aus. Aber egal, schließlich ist sie auf Freunde nicht angewiesen. Bis eine Gruppe Neonazis anfängt, sie und ihren Vater zu belästigen. Da zeigt sich, dass Anna längst nicht so cool ist, wie sie tut, und dass sie Kollo aus ihrer Klasse ziemlich mag …

www.gulliver-welten.de
Beltz & Gelberg, Postfach 10 01 54, 69441 Weinheim